ÉTUDE

SUR

LES NÉVRITES

CONSÉCUTIVES

AUX INJECTIONS HYPODERMIQUES D'ÉTHER

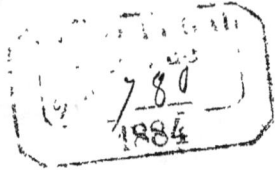

PAR LE

Dr André-Félix SALVAT

MEMBRE DE LA SOCIÉTÉ D'ANTHROPOLOGIE
ET DE LA SOCIÉTÉ D'ANATOMIE ET DE PHYSIOLOGIE DE BORDEAUX

BORDEAUX

IMPRIMERIE G. GOUNOUILHOU

11 — RUE GUIRAUDE — 11

—

1884

ÉTUDE

SUR

ES NÉVRITES

CONSÉCUTIVES

AUX INJECTIONS HYPODERMIQUES D'ÉTHER

PAR LE

Dr André-Félix SALVAT

MEMBRE DE LA SOCIÉTÉ D'ANTHROPOLOGIE
ET DE LA SOCIÉTÉ D'ANATOMIE ET DE PHYSIOLOGIE DE BORDEAUX

———— ♦►◄ ————

BORDEAUX

IMPRIMERIE G. GOUNOUILHOU

11 — RUE GUIRAUDE — 11

—

1884

INTRODUCTION

———

Quoiqu'un grand nombre de travaux aient été faits sur les injections d'éther, il nous a paru cependant intéressant de rechercher quelles pouvaient être les lésions portant sur le système nerveux périphérique. Ces dernières recherches feront donc le sujet de notre thèse inaugurale.

Le point de départ de nos investigations a été la lecture des observations que M. le professeur agrégé Arnozan a publiées dans le *Journal de Médecine de Bordeaux* (11 juin 1882). La difficulté de la tâche que nous allions entreprendre, notre peu d'habitude dans les recherches expérimentales et microscopiques semblaient rendre l'exécution au-dessus de nos forces et de notre bon vouloir. Mais grâce au bienveillant concours de M. Arnozan qui a bien voulu nous guider dans notre travail et nous aider de sa propre expérience, nous avons pu arriver à quelques résultats..

Que M. Arnozan veuille donc accepter le témoignage public de notre vive reconnaissance pour la bienveillance qu'il n'a cessé de nous témoigner depuis nos premières années d'études médicales et qu'il veuille bien accepter comme hommage de notre profonde gratitude la dédicace de notre thèse.

Que M. le professeur Pitres, notre président de thèse, veuille bien accepter l'expression de notre vive reconnaissance pour les excellents conseils qu'il nous a donnés et pour l'affabilité avec laquelle il nous a permis d'étudier les malades de son service.

Nous remercions M. le docteur Ferré, chef de travaux histologiques, de l'accueil amical qu'il nous a fait dans le laboratoire d'histologie.

M. le professeur agrégé Bergonié a mis gracieusement à notre disposition ses instruments de physique; nous l'en remercions sincèrement.

Les excellents dessins de nerfs qui se trouvent sur la planche sont dus à M. Noblot; qu'il veuille bien accepter l'expression de notre amitié.

Comme l'indique le titre de notre thèse, nous ne nous occuperons, parmi les accidents locaux consécutifs aux injections d'éther, que des névrites occasionnées par ces injections. Nous aurions désiré savoir quelles étaient les lésions portant, soit sur les muscles, soit sur le tissu cellulaire, les vaisseaux, etc., sous-jacents aux points injectés; mais l'attrait tout particulier qu'avaient pour nous les névrites et le désir de pousser leur étude aussi loin que possible, nous ont empêché de réaliser notre projet.

Nous diviserons notre sujet en trois chapitres. Dans le chapitre I, nous rendrons compte des expériences que nous avons faites; dans le chapitre II, nous publierons les observations cliniques que nous avons recueillies. Le chapitre III sera consacré à l'anatomo-pathologie. Enfin, dans les conclusions nous indiquerons les précautions à prendre pour éviter les paralysies consécutives aux injections d'éther, et le traitement à suivre dans le cas où malheureusement ces paralysies se seraient produites.

HISTORIQUE

—

Dans le mois de septembre 1881, M. Arnozan, suppléant
M. le Dʳ Solles à l'hôpital de Pellegrin (service des vario-
leux), remarqua, chez quatre malades, des paralysies
consécutives à des injections d'éther faites profondément
dans l'épaisseur des muscles, comme le conseillait M. Du
Castel. Il communiqua, à ce sujet, à la Société d'Anatomie
et de Physiologie de Bordeaux (7 mars 1882) un travail
qui fut publié dans le *Journal de Médecine de Bordeaux* le
11 juin 1882.

Mˡˡᵉ Z. Ocounkoff (¹), dans sa remarquable thèse, donne,
il est vrai, des observations dans lesquelles elle note des
paralysies consécutives aux injections d'éther faites sur
des animaux; mais elle ne recherche pas la vraie cause
de ces paralysies auxquelles, d'ailleurs, elle n'ajoute pas
une grande importance, car elle n'eut pas l'idée de rechercher si de semblables faits se produisaient chez
l'homme.

M. Letulle fit à la Société Clinique de Paris (16 janvier
1879) une communication dans laquelle il mentionnait,
chez une malade, à la suite d'injections d'éther et d'*ergo-
tine,* une sensation d'engourdissement, de fourmillement
dans les membres, de l'analgésie et de l'anesthésie de la

(¹) Mˡˡᵉ Z. Ocounkoff, *Du rôle physiologique de l'éther sulfurique, de son
emploi en injections sous-cutanées comme médicament excito-stimulant,* thèse,
Paris, 1877.

totalité de la surface du corps. La sensibilité des muscles était conservée, et les injections avaient été pratiquées à l'avant-bras. Il n'est donc pas du tout question de paralysie dans l'observation de M. Letulle, et d'ailleurs comment s'expliquer l'anesthésie de la totalité de la surface du corps à la suite d'injections pratiquées à l'avant-bras ?

Dans la *Gazette hebdomadaire* (décembre 1881) M. Barth nous dit : « Une injection d'éther, *maladroitement* faite à » l'avant-bras, a produit une parésie des extenseurs de » l'annulaire et de l'auriculaire gauches, sans troubles de » la sensibilité ; le mouvement d'extension des deux der-» niers doigts sur le métacarpe est faible et gêné ; la » contractilité électrique persiste. Cette paralysie, d'abord » traitée sans grand succès par la faradisation, a disparu » d'elle-même, au bout d'un mois environ. On remar-» quera, ajoute-t il ensuite, la parésie des extenseurs de » l'annulaire et du petit doigt qui a succédé à une injec-» tion mal faite... Dans des cas plus rares, et lorsque » l'injection faite par une main inexpérimentée a atteint » un rameau nerveux de quelque importance, on peut » voir se produire une anesthésie localisée ou une para-» lysie motrice limitée à un ou deux muscles ; cet accident » ne survient guère qu'à la suite d'une injection pratiquée » à l'avant bras. Il suffit, pour l'éviter, de faire constam-» ment les injections dans des points où les nerfs sont » rares, tels que la face externe des cuisses, le dos et les » flancs. »

M. Barth attribue donc les paralysies non à l'action de l'éther, mais bien à la piqûre d'un rameau nerveux ; il ne paraît pas attacher une grande importance à cet accident.

M. Bucquet (¹), voulant voir quels accidents pourraient

(¹) BUCQUET, *Du traitement de la variole par la médication éthérée-opiacée,* thèse. Paris, 1883.

résulter d'injections d'éther poussées sans précaution
dans la profondeur d'un membre, fit des expériences de
ce genre sur des lapins; il observa de la paralysie complète dans un cas, une gangrène totale d'un membre
dans l'autre, à la suite d'injections poussées dans le voisinage du paquet vasculo-nerveux du membre. Dans
ces deux observations, dit-il (p. 73), « nous voyons des
collections purulentes profondes venant comprimer le
paquet vasculo-nerveux et occasionnant dans un cas la
gangrène du membre par oblitération artérielle; dans
l'autre, des paralysies suivies de contractures par inflam-
mation du tronc du nerf. »

Et plus loin, il ajoute (p. 76): « Nous n'avons point
observé dans le service de Saint-Antoine, de phénomènes
analogues à ceux décrits par M. Arnozan. »

M. Bucquet attribue donc la paralysie qu'il a observée
à ce que le tronc du nerf était lui-même intéressé directement.

ÉTUDE

LES NÉVRITES

CONSÉCUTIVES

AUX INJECTIONS HYPODERMIQUES D'ÉTHER

CHAPITRE PREMIER

Cette question fort intéressante était, comme on vient de le voir, peu étudiée. C'est alors que (décembre 1882) M. Arnozan nous inspira l'idée d'entreprendre une série d'expériences sur les animaux, pour savoir quel était le rôle de l'éther dans les paralysies signalées.

Nous avons recherché d'abord l'action directe de l'éther sur le nerf vivant ; pour cela, nous avons fait les expériences suivantes :

1re EXPÉRIENCE

Instillation d'éther sur le sciatique gauche d'un cobaye.
Névrite consécutive.

13 décembre 1882. On met à nu et on isole sur une plaque de carton, sur une longueur de deux centimètres environ, le sciatique gauche d'un cobaye.

Le passage sur ce nerf d'un faible courant faradique produit chez l'animal des phénomènes généraux d'excitation ; le cobaye pousse des cris plaintifs et donne les signes manifestes d'une vive douleur.

Si, poursuivant l'expérience, on verse goutte à goutte sur le sciatique de l'éther à 65 degrés, on remarque que l'animal cesse ses cris et que le passage du courant ne détermine plus de douleur, quoique la motilité soit encore conservée. On verse de nouveau de l'éther et on remarque qu'à mesure que se fait l'opération, les mouvements du membre exploré deviennent de moins en moins étendus.

Au bout de 30 minutes on suture la plaie que l'on recouvre d'amadou imprégné de collodion et on remet le cobaye en liberté.

Sous l'influence de l'éther, la sensibilité et la motilité générale disparaissent chez le cobaye, mais ce n'est qu'après avoir versé goutte à goutte de l'éther pendant 30 minutes que l'animal perd un peu le mouvement.

14 décembre. La piqûre d'une épingle sur la jambe opérée ne détermine ni douleur ni rétraction du membre. La jambe, raide et complètement insensible, ne peut servir à la marche.

Une semblable épreuve sur les parties similaires du membre postérieur droit détermine de la douleur et de vives contractions.

15 décembre. L'animal est très abattu ; il est presque froid. L'application sur le corps d'un fort courant de l'appareil Duchenne ne détermine aucune violente contraction. Si on applique les deux fils de la pile sur la patte droite, l'animal retire celle-ci des mains de l'opérateur. Un semblable courant et même un courant plus intense sur la jambe gauche ne déterminent aucune contraction ni rétraction.

Le cobaye ne peut se servir du membre postérieur gauche, qu'il laisse dans la position qu'on lui donne. C'est donc un membre complètement insensible et privé de mouvement. Si on excite l'animal en le poussant, il est pris d'accès convulsifs généralisés dans tout le corps, excepté dans la patte gauche postérieure. Le cobaye meurt à quatre heures du soir.

Autopsie. — La plaie est réunie et ne présente pas trace de suppuration. Le nerf est très rouge au point où ont porté les instillations. On ne découvre aucune lésion dans la patte postérieure gauche. Rien ailleurs. La moelle n'a pas été examinée.

On enlève une partie du sciatique gauche, que l'on traite par l'acide osmique.

Voici la technique que nous avons employée : Nous avons immergé quelques-uns des fragments de ce sciatique dans de l'acide osmique à 1/100 pendant 24 heures, au bout desquelles nous les en avons retirés pour les plonger pendant 24 heures dans de l'eau distillée. Enfin, au bout de ce temps, nous les avons mis définitivement dans de l'alcool au tiers. Nous avons ensuite dissocié ces nerfs sous l'eau distillée, et puis, une fois dissociés, nous les avons conservés dans de la glycérine. C'est le même procédé que nous avons employé pour faire toutes nos préparations.

Nous avons traité peu de nerfs par le picro-carminate d'ammoniaque; c'est une lacune que nous signalons et que nous regrettons de n'avoir pas remplie.

Examen histologique. — Ces nerfs présentent, dans la partie qui a été soumise à l'instillation de l'éther et dans les parties voïsines du segment périphérique du nerf, une segmentation complète de la myéline; celle-ci forme de nombreux amas en boules, amas entre lesquels on remarque de grands vides dépourvus de myéline. Un grand nombre de gaines sont vides.

Le degré très avancé de la névrite, malgré le court délai écoulé entre l'expérience et la mort du cobaye (quarante-huit heures à peine), n'en est pas moins très remarquable; la lésion nous semble plus avancée qu'elle ne l'est après la simple section du sciatique, au bout du même délai.

2ᵉ EXPÉRIENCE.

Instillation d'éther. — Névrite consécutive.

27 février 1883. On met à nu le sciatique gauche d'un cobaye et on l'isole sur une plaque de carton. L'application d'un très faible courant induit (pile de Duchenne) fait éprouver à l'animal une grande douleur et de grandes contractions. On verse alors goutte à goutte de l'éther à 65° sur la partie isolée du nerf. A mesure que l'on verse l'éther, les cris du cobaye s'affaiblissent. Le courant détermine encore de vives contractions, mais le contact d'un corps quelconque sur le nerf ne donne lieu à aucune douleur. On remarque que l'immobilité se produit moins vite chez ce cobaye que chez celui de la 1ʳᵉ expérience.

Au bout de 22 minutes, le courant le plus faible ne détermine ni douleur ni contractions; avec le courant de premier ordre au maximum, on n'a aucune réaction motrice. Pour s'assurer du passage du courant, on a eu préalablement le soin de mettre en contact les deux fils de la pile; on a eu ainsi une étincelle. On continue d'éthériser de façon que l'opération dure 30 minutes. Au bout de ce temps, on fait de nouveau l'essai de la pile et on a les mêmes résultats négatifs. On remarque que le M. P. G. ([1]) est baigné dans l'éther et que le sciatique est légèrement rouge. La patte étant encore insensible, on réunit au moyen de points de suture la plaie que l'on recouvre d'amadou imprégné de collodion. Si on pique alors profondément la patte gauche opérée, l'animal ne manifeste aucune douleur dans les régions innervées par le sciatique, tandis qu'il en manifeste dans les régions innervées par le crural. Si on tire en arrière les deux pattes postérieures de l'animal, celui-ci retire la droite, mais il laisse traîner la gauche, qu'il tourne en dehors en boîtant légèrement. Le cobaye marche alors sur le dos de la patte gauche.

28 février. Vingt-quatre heures après l'expérience, l'animal continue à marcher sur le dos de la patte qu'il laisse traîner ; si on enfonce profondément une épingle dans le membre opéré, le cobaye pousse des cris plaintifs, mais il ne retire pas la patte.

L'opération ne l'a pas éprouvé, car il mange et marche bien.

Par suite de diverses circonstances, l'observation clinique n'a pas été continuée, et l'animal a été sacrifié à une date inconnue.

Examen histologique. — Les nerfs, examinés au microscope, montrent un grand nombre de gaines complètement vides ; dans quelques-unes on rencontre, de distance en distance, une série de disques noirs très rapprochés les uns des autres, derniers vestiges de la segmentation en boules de la myéline, qui a complètement disparu dans les points intermédiaires. (Voir planche, *fig. 4.*)

Comme on le voit d'après les deux expériences ci-dessus, il a suffi d'instiller, pendant une demi–heure, de l'éther sur un membre de cobaye, pour rendre ce membre complètement insensible et paralysé. L'examen histologique que nous avons fait des deux sciatiques, nous a fait reconnaître une névrite très avancée.

Étonné de la rapidité avec laquelle s'étaient produites ces lésions, nous nous sommes demandé si ces dernières ne seraient pas dues, soit à l'action de l'air, soit à l'action du froid sur les nerfs dénudés. Pour lever tous nos doutes

---

([1]) Pour plus de clarté, nous nous servirons des abréviations suivantes :

1o M. P. G. *pour* membre postérieur gauche ;
2o M. P. D.   id.   id.   droit ;
3o M. A. D.   id.   antérieur droit ;
4o M. A. G.   id.   id.   gauche.

à cet égard, nous avons fait les deux expériences suivantes sur le même animal.

3ᵉ EXPÉRIENCE.

Exposition à l'air du sciatique d'un cobaye. — Résultat négatif.

10 octobre 1883. On met à nu et on laisse à l'air pendant 30 minutes le sciatique droit d'un cobaye, puis on suture la plaie. L'exploration faite alors démontre un affaiblissement léger dans le M. P. D. et un peu de diminution dans le mouvement; mais ces troubles furent de peu de durée, et lorsqu'on revit l'animal quatre ou cinq jours après, on ne remarqua rien d'anormal chez lui.

4ᵉ EXPÉRIENCE.

Application de glace sur le sciatique. — Paralysie consécutive.
Gangrène des extrémités.

25 septembre 1883. Sur le sciatique gauche dénudé du même animal on fait une application locale et directe de glace pendant 30 minutes ; on remarque alors que la peau environnant la plaie n'est pas anesthésiée et que les muscles pâles donnent au toucher une sensation de froid. La sensibilité est notablement amoindrie sur le membre opéré. Si, une fois la plaie recousue, on fait marcher l'animal, on voit qu'il traîne la patte; si on retire cette patte en arrière, il la laisse traîner et marche sur le dos de ses doigts.

26 septembre. La sensibilité est revenue en partie; l'animal ramène, au bout d'un moment, le M. P. G. préalablement retiré en arrière.

1ᵉʳ octobre. Sensibilité normale; mouvement presque normal, l'animal peut se servir de son membre.

10 octobre. Les poils sont complètement tombés aux environs de la plaie et dans une assez grande étendue. On remarque une ecchymose sur le talon gauche.

14 octobre. L'ecchymose s'est agrandie; le M. P. G. paraît sensiblement atrophié et gêné pour la marche.

15 octobre. L'ecchymose a gagné la patte et une partie de la jambe; on remarque un ulcère au niveau du talon.

28 octobre. Guérison de l'ulcère; mouvement et sensibilité normaux ; absence complète des ongles de tous les doigts de ce même membre.

12 novembre. Le cobaye se sert très bien du M. P. G. pour la marche.

Du 12 novembre au 24 janvier. Rien d'anormal.

24 janvier 1884. On remarque sur le talon gauche la réapparition d'une petite ecchymose et d'une eschare. L'ongle interne seul a

repoussé, mais il est court, épais, recourbé, usé à son extrémité libre et tout à fait comparable à certaines dystrophies unguéales décrites chez l'homme. Les moignons des autres doigts sont cicatrisés, mais les plis naturels de la peau à la face inférieure de ces appendices sont presque effacés. La sensibilité paraît égale à celle du côté opposé.

On incise la peau de la jambe gauche au-dessous du point où le nerf a été soumis à l'action de la glace, l'animal manifeste une vive douleur par ses cris; l'application d'un très faible courant faradique (chariot de Dubois-Raymond — 12 centimètres) détermine des contractions très manifestes devenant douloureuses lorsqu'on augmente l'intensité du courant (15 centimètres). L'application du courant sur la plante des pieds détermine les mêmes réactions douloureuses, aussi bien à droite qu'à gauche; mais le courant le plus intense de l'appareil appliqué au niveau de la petite eschare laisse l'animal à peu près insensible, tandis qu'appliqué sur le point symétrique du pied droit il détermine des cris aigus. On suture la plaie et on abandonne l'animal à lui-même.

Du 24 janvier au 5 mars, disparition de la petite ecchymose et de l'eschare; l'animal jouit d'une bonne santé.

6 mars. Rien d'anormal dans la sensibilité et la contractilité musculaire. On tue le cobaye qui a servi aux deux expériences ci-dessus.

Autopsie. M. P. D.: la peau paraît indurée et hypertrophiée; on trouve une grande quantité de graisse; les muscles sont pâles, anémiés, et le névrilème du sciatique paraît augmenté de volume. M. P. G.: on fait les mêmes remarques.

Examen histologique. On a traité les deux sciatiques par l'acide osmique, mais à l'examen microscopique on n'a remarqué aucune lésion de la myéline.

Ce résultat négatif nous a peu surpris, car la sensibilité et le mouvement étant redevenus tout à fait normaux chez le cobaye, nous avions tout lieu de supposer qu'il avait existé primitivement une lésion du nerf, au moins du côté gauche, et que cette lésion aurait eu le temps de se réparer. On remarquera, en effet, que l'animal a été mis en expérience le 25 septembre 1883, et qu'il n'a été sacrifié que le 6 mars 1884.

L'exposition à l'air du sciatique n'a pas ou presque pas éprouvé l'animal, tandis que l'application de la glace a produit de graves désordres. Il semblerait y avoir une grande analogie entre ces derniers effets et les effets des deux premières expériences. Il est probable que si on avait laissé vivre longtemps les cobayes des expériences 1 et 2, nous aurions remarqué des phénomènes analogues à ceux de l'expérience 4.

Connaissant l'action directe de l'éther sur les nerfs vivants, nous avons voulu connaître son action sur un nerf mort; mais, préalablement, nous avons fait l'expérience suivante tendant à démontrer la différence d'action de l'éther sur un nerf mort et sur un nerf vivant.

5ᵉ EXPÉRIENCE.

Instillation d'éther sur le sciatique gauche; instillation sur le sciatique droit compris entre deux ligatures.

24 janvier 1884. On éthérise, pendant 30 minutes, au moyen d'un compte-gouttes, le sciatique gauche d'un cobaye, et pendant le même laps de temps on instille de l'éther sur une portion du sciatique droit comprise entre deux ligatures. On sacrifie immédiatement l'animal. L'examen histologique du sciatique gauche démontre un certain degré d'altération de la myéline, qui est comme rongée par places. On ne peut pas dire qu'il y ait segmentation en boules; mais la myéline ne se présente plus en longs cylindres très réguliers; elle est claire par places, formant, au contraire, sur d'autres points des figures très noires. Un grand nombre de tubes est sain.

L'examen histologique du sciatique droit n'a pu être fait d'une façon satisfaisante. La comparaison manque donc, mais en lisant les résultats de l'examen histologique de l'expérience 6 ci-après, expérience qui, en définitive, peut nous démontrer l'action de l'éther sur un nerf mort, on peut établir les faits suivants : la lésion produite sur l'animal vivant est beaucoup plus avancée que l'altération déterminée pendant le même temps sur un nerf mort.

Il semble donc que l'action de l'éther sur le nerf soit due surtout à une action irritative. Quelle part le froid produit par l'évaporation de l'éther a-t-il dans cette action irritante?

6ᵉ Expérience.

Immersion de fragments d'un même nerf dans des liquides différents.

25 octobre 1884. On plonge pendant une demi-heure dans de l'éther un morceau de sciatique de lapin, après quoi on le retire pour le traiter par l'acide osmique.

Examen histologique. — La disposition des segments interannulaires, le double contour de la gaine de Schwann, le cylindre-axe se présentent encore avec leur aspect normal; un certain nombre de filets sont pâles, et la coloration de la myéline est moins foncée qu'elle ne l'est généralement sur des nerfs sains.

Voulant comparer l'action de l'éther avec l'action de l'eau, de l'alcool, du chloroforme, nous avons plongé trois parties du même sciatique dans ces différents liquides pendant une demi-heure. Ces portions de nerf ont été traitées par l'acide osmique.

Examen histologique. Les altérations produites sur la myéline par l'action chimique des différents liquides dans lesquels les nerfs ont été baignés pendant une demi-heure, sont véritablement peu apparentes. Dans l'ensemble, la myéline a bien pris la coloration en noir par l'acide osmique. On peut noter seulement :

1° Pour l'*eau,* un commencement de boursouflement de la myéline qui, sur certains filets, forme des cordons noueux;

2° Pour l'*alcool,* rien ;

3° Pour le *chloroforme,* la myéline, claire sur certains points, est au contraire colorée en noir foncé sur d'autres, ce qui, à un examen superficiel, pourrait simuler un commencement de segmentation en boules; mais les points noir foncé, au lieu d'avoir des contours régulièrement arrondis, comme dans ce dernier cas, ont, au contraire, des contours déchiquetés, de telle façon que l'erreur devient en réalité impossible. Le cylindre-axe, dans ces préparations, se fait souvent remarquer par la très grande netteté de ses contours.

Notons enfin que ces altérations se rencontrent à des degrés très inégaux sur les différents tubes, qui pourtant ont tous été plongés pendant le même temps dans les différents liquides.

En résumé, comme on le voit d'après cette expérience, l'éther ne modifie pas du tout, ou du moins presque pas, la structure des nerfs morts. Ce qui ressort de toutes les expériences faites jusqu'ici, c'est que l'instillation d'éther sur un nerf vivant modifie presque instantanément la composition du tube nerveux. Les modifications qu'elle y apporte ont pour nous une très grande analogie avec celles produites par le froid, et nous serions tenté de croire, jusqu'à preuve du contraire, que l'éther agirait sur les nerfs vivants comme le ferait le froid.

Pour nous assurer du degré de refroidissement amené par l'éther, nous avons, comme dans les expériences 1 et 2, laissé tomber goutte à goutte de l'éther sur la boule d'un thermomètre à mercure. Au bout de 30 minutes (durée de l'expérience) nous avons constaté que le thermomètre était descendu à — 6°, alors qu'au début de l'expérience, il était à + 18°. On voit donc que l'évapo ration de l'éther amène, en peu de temps, un froid très considérable. Nous croyons donc que les paralysies signalées (exp. 1 et 2) sont dues non à une action chimique, mais bien à l'action du froid amené par l'évaporation de l'éther. L'exposition du sciatique à l'air n'a produit aucune lésion; tandis que l'exposition au froid et à l'instillation a produit dans les deux cas les mêmes phénomènes. Dans l'expérience du thermomètre, le mercure n'est pas descendu tout d'un coup pour rester stationnaire, mais bien par degrés successifs; dans les expériences 1 et 2, la sensibilité et le mouvement n'ont disparu aussi que graduellement. Ne pourrait-on pas conclure de cela que plus le froid va en augmentant, plus la perte du mouvement va en progressant? Nous éloignons donc l'idée d'une action chimique, car un nerf mort plongé demi-heure dans l'éther (exp. 6), n'est pas du tout altéré, tandis que plongé dans le chloroforme, il le paraît un peu. Nous n'avons pas fait d'instillation de chloroforme, mais si nous nous reportons à ce que disent différents auteurs, nous voyons que les injections hypodermiques de chloroforme amènent des accidents locaux plus graves que ceux amenés par les injections d'éther;

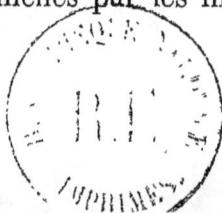

2

cependant, nulle part, nous n'avons vu signaler aucun cas de paralysie attribuée à l'action du chloroforme.

L'action chimique, d'ailleurs, ne serait-elle pas plus intense et plus rapide que l'action du froid? Il nous semble que, vu l'extrême diffusibilité de l'éther et sa rapide élimination par la surface pulmonaire, la paralysie devrait se produire tout d'un coup, au lieu de se produire graduellement. M. Serres ([1]) a fait, il est vrai, l'expérience comparative suivante : De deux nerfs mis à nu, l'un a été immergé dans l'éther, l'autre soumis à l'action de l'air seulement. Expérimentés tous les deux au bout de cinq minutes, le premier était complètement insensible sous le mors de la pince; le second avait conservé toutes ses facultés sensitives et contractiles. M. Serres a remarqué que la sensibilité est abolie dans le nerf qui a été soumis à l'action de l'éther, dans les points immédiatement soumis à cette action et dans toutes les radiations qui émergent de ce nerf au-dessous de ce point; dans la partie du nerf qui est au-dessus de la partie immergée dans l'éther, la sensibilité est conservée. M. Serres prétend aussi que la perte de la sensibilité et de la motilité est probablement définitive. Longet est arrivé à un tout autre résultat : « Tout nerf mixte, dit-il (ainsi que le rapporte Mlle Ocoun- » koff dans sa thèse, déjà citée), découvert dans une partie » de son trajet soumis à l'action de l'éther, et devenu » complètement insensible dans le point directement » éthérisé, et dans tous ceux qui sont au-dessous, peut » néanmoins demeurer excitable au galvanisme dans les » mêmes points; à certaines conditions, il peut même » conserver en partie sa faculté motrice volontaire. »

Dans nos expériences 1 et 2, la sensibilité avait aussi bien disparu à un centimètre environ au-dessus du point

([1]) SERRES, *Sur l'action de l'éther sur le système nerveux* (*Bulletin académique des sciences,* 1877, p. 433).

instillé qu'au-dessous. Nous regrettons de n'avoir pas
reproduit l'expérience de M. Serres pour étudier plus
attentivement les phénomènes qu'il signale ; nous igno-
rons les détails techniques de son expérience, et nous
sommes obligé de signaler le fait tel qu'il nous est donné;
mais, en revenant toujours à nos expériences 1 et 2, nous
remarquons que dans l'expérience 1 l'instillation avait
été plus lente (on ne signale pas en effet d'accumulation
d'éther autour du sciatique), et, par suite, l'évaporation
plus active; d'où refroidissement plus grand. Dans l'expérience 2, au contraire, où l'instillation avait été plus active
(on note en effet une accumulation d'éther autour du
sciatique, ce qui réalise en partie les conditions de l'expérience de M. Serres), la sensibilité et le mouvement
avaient disparu moins vite que dans l'expérience n° 1.
Ne serait-ce pas là un argument en faveur de l'hypothèse
que nous admettons? Nous avons remarqué que les
membres des animaux sur lesquels nous avons fait ultérieurement des injections hypodermiques d'éther étaient
beaucoup plus froids que ceux du côté opposé; en outre,
tous les malades chez lesquels nous avons fait des injections d'éther, nous ont signalé, presque immédiatement
après l'injection, une vive sensation de froid dans le
membre injecté. On nous objectera que, sous la peau,
l'évaporation de l'éther est impossible, et que l'éther
se vaporise à 35°, d'où formation de boule emphysémateuse. A cela nous répondrons que l'évaporation de l'éther
se fait très rapidement, puisque, immédiatement après
l'injection, l'haleine des malades est éthérée et que l'éther,
en se vaporisant, enlève aux parties environnantes de la
chaleur, et, par suite, occasionne du refroidissement. Nous
anticipons sur les phénomènes décrits plus loin pour
éviter de discuter de nouveau notre théorie.

Que l'on fût partisan de la théorie par le *froid* ou de la

théorie par *action chimique*, il était prouvé que l'action de l'éther sur un nerf dénudé amenait de la névrite.

Nous nous sommes demandé ensuite si les injections hypodermiques d'éther produisaient des névrites, et nous avons alors fait les expériences suivantes :

7ᵉ Expérience

Injection sous-cutanée d'éther (demi centimètre cube) sur le M. P. G. d'un cobaye.
Injection profonde de la même quantité d'éther sur le M. P. D. du même animal.

9 avril 1884. Immédiatement après ces injections, l'animal est tout à fait abattu, son œil est terne, et il reste dans la position où on le met, sans chercher à fuir; mais s'il essaye de faire un mouvement, il roule sur lui-même; si on retire en arrière les deux pattes opérées, il retire la gauche et laisse traîner la droite. La sensibilité est normale à gauche et abolie presque complètement à droite : au bout de trente minutes, le mouvement commence à revenir dans le M. P. D.; l'animal peut ramener sa patte, mais très lentement.

10 avril. L'animal est beaucoup moins abattu que la veille; si on le suspend par le cou, le M. P. D. reste allongé et le M. P. G. rétracté. Si dans cette position on pique le M. P. G., l'animal le retire vivement; la piqûre sur le M. P. D. ne détermine aucun mouvement; si on fait marcher le cobaye, on remarque qu'il se sert assez bien du M. P. G. et très mal du M. P. D. Si on retire en arrière les deux pattes, et qu'on pousse l'animal pour le faire marcher, il retire de suite le M. P. G. et laisse traîner le M. P. D. qu'il finit cependant par ramener, mais au prix de nombreux et grands efforts. La sensibilité est normale à gauche, mais la patte droite et la partie postéro-externe de la cuisse droite sont absolument insensibles : la piqûre au niveau de l'injection et sur la partie *interne* du membre droit détermine de la douleur, qui est moindre cependant que sur les parties similaires du côté opposé.

12 avril. L'animal marche sur le dos de la patte droite. Si on retire les deux membres en arrière et qu'on fasse marcher le cobaye, il retire de suite le M. P. G. et laisse traîner un moment le M. P. D. Les parties interne et postéro-externe de la patte droite sont insensibles, ce qui diffère des remarques faites le 10. Si on suspend le cobaye par le cou, il tient toujours le M. P. G. rétracté; la flexion provoquée de la jambe droite sur la cuisse se fait sans résistance; le même mouvement fait sur le M. P. G. dénote de la résistance.

Du 12 au 21 avril, pas d'amélioration, si ce n'est dans l'état général.

21 avril. Au niveau du point où a été faite l'injection sous-cutanée (M. P. G.) on trouve une plaque large comme une pièce de un franc, vide de poils et recouverte, au centre, d'une épaisse croûte qui laisse transsuder au travers quelques gouttes de liquide sanguinolent. La piqûre à ce niveau démontre une sensibilité exagérée. Le M. P. D. est absolument insensible et paralysé; si on le retire en arrière, le cobaye ne le ramène plus. On remarque, au niveau de la plante du pied, une petite eschare, insensible également.

25 avril. L'eschare a disparu. Le M. P. D. est toujours paralysé; si on le retire en arrière, l'animal marche sur le dos de ce membre dont il se sert très bien cependant pour se gratter la tête. Même état de la sensibilité que plus haut. La plaque que l'on avait remarquée à gauche s'est beaucoup améliorée, l'état général de l'animal est très bon.

6 mai. *Exploration électrique*. (Pile de Gaiffe à courants continus.) — M. P. G. : le pôle positif étant placé sur la partie postérieure du M. P. G. dont on a coupé les poils, et le pôle négatif étant placé soit au bas de la même région, soit sur la plante du pied, on a, au moment de la fermeture du courant, des contractions très faibles avec 10 éléments et très fortes avec 12. A intensité égale de courants, la contraction est plus forte lorsque le pôle négatif est sur la plante du pied que lorsqu'il est sur la région dénudée de la cuisse. M. P. D. : dans les mêmes conditions d'exploration, les contractions sont manifestes à 8 éléments et douloureuses à 10. Lorsque le pôle négatif est sur la plante du pied, les contractions sont plus visibles, comme dans le M. P. G., mais la différence est cependant moins marquée. Lorsque le pôle positif est appliqué sur la partie externe, on ne remarque aucune contraction ni aucune douleur.

Exploration avec des courants intermittents. — Avec des courants assez forts, les deux pôles étant appliqués sur la surface dénudée du M. P. D., on obtient des contractions répétées, avec douleur, sur la partie interne; rien sur la partie externe. Sur le M. P. G , dans les mêmes conditions, les contractions sont extrêmement multipliées, et la douleur est très grande : l'animal pousse des cris intenses et il est très agité.

20 mai. *Courants continus*. (L'exploration a été faite avec des appareils autres que ceux employés le 6 mai.) Le cobaye est placé sur le ventre, sur une large électrode positive *(eau salée)*; le pôle négatif est placé sur la cuisse droite dénudée.

1° 4 éléments, demi-milliampère ; contraction très légère et très nette à la fermeture des muscles de la partie postérieure de la cuisse. Le pôle positif étant placé sur la cuisse, rien à la fermeture.

2º Même exploration sur la cuisse gauche dénudée : 4 éléments, demi-milliampère.

Les résultats, à l'ouverture et à la fermeture, sont les mêmes que dans le cas précédent, sauf que la contraction de fermeture est un peu plus forte.

3º Cuisse droite : 6 éléments, 2 milliampères; pôle négatif sur la cuisse. A la fermeture, contraction plus forte; à l'ouverture, rien.

Pôle positif sur la cuisse. A la fermeture, légère contraction; à l'ouverture, rien.

4º Cuisse gauche : 6 éléments, 2 milliampères; pôle négatif sur la cuisse. A la fermeture, contraction un peu plus forte; à l'ouverture, rien.

Pôle positif sur la cuisse. Petite contraction à l'ouverture, et plus forte contraction à la fermeture.

5º 8 éléments, 4 milliampères.

a) Cuisse droite : Pôle négatif sur la cuisse. Rien à l'ouverture, forte contraction à la fermeture.

Pôle positif sur la même cuisse. Très faible contraction à l'ouverture, forte contraction à la fermeture.

b) Cuisse gauche : Pôle négatif sur la cuisse. Très faible contraction à l'ouverture, très forte contraction à la fermeture.

Pôle positif sur la même cuisse. Petite contraction à l'ouverture, forte contraction à la fermeture.

Courants faradiques (chariot de Tripier, bobine à 15 centimètres, une interruption à la seconde) :

Cuisse droite :	Une électrode sur le ventre, l'autre sur la cuisse.............	Rien.
	Bobine à 12 centimètres........	Rien.
—	Bobine à 11 centimètres........	? — Cris.
—	Bobine à 10 centimètres........	Contraction à chaque interruption, retrait de la cuisse.
Cuisse gauche :	Bobine à 13 centimètres........	Rien.
—	Bobine à 12 centimètres........	Contraction aussi nette que sur l'autre cuisse à 10 centimètres.

Ce qui ressort clairement de cette expérience, c'est que l'injection sous-cutanée d'un demi-centimètre cube d'éther a été tout à fait inoffensive, tandis que l'injection profonde de la même quantité a amené l'anesthésie et la paralysie d'une partie du membre. L'observation n'a pu être continuée et l'examen histologique n'a pas été fait. Le but de cette expérience étant de s'assurer simplement si les injections hypodermiques d'éther amenaient ou non de la paralysie, nous n'avons exploré que deux fois et à deux reprises différentes la conctractilité électrique du membre. Nous avons ainsi constaté de l'affaiblissement de la contractilité faradique et de l'exagération de la contractilité galvanique, ce qui en somme nous montrait qu'il y avait dégénérescence du nerf.

L'injection profonde d'éther amenait donc de la paralysie; c'était un fait établi, mais ce fait était-il constant? Pour nous en assurer nous avons fait l'expérience suivante:

8ᵉ EXPÉRIENCE.

Injection profonde d'éther.

28 mars 1883. On fait une injection d'éther (demi-centimètre cube) dans la profondeur du M. P. D. d'un cobaye à 4 heures 25 minutes.

A 4 heures 28 minutes l'animal urine, ses mouvements sont devenus beaucoup moins vifs; à 4 heures 29 minutes, il ne se sert plus de son membre opéré. Il urine de nouveau et tombe à la renverse; si on le lève en l'air et qu'on le laisse retomber, il ramène cependant le M. P. D. On ne trouve ni albumine ni sucre dans ses urines. La sensibilité existe encore dans le M. P. D. Le cobaye ne tarde pas à succomber.

A l'autopsie, on trouve, au-dessous de l'aponévrose crurale droite, de nombreuses bulles gazeuses et quelques points ecchymotiques.

On remarquera la rapidité avec laquelle s'est produite la paralysie, et cependant la quantité d'éther injecté a été peu considérable. Nous avons également observé chez tous nos animaux mis en expérience un abattement profond se manifestant de suite après les injections; cet abattement ne cessait qu'au bout d'un temps assez long.

Nous nous sommes alors demandé quels seraient les effets consécutifs à une injection d'eau et nous avons, pour cela, fait l'expérience qui suit:

9ᵉ Expérience.

Injection d'éther dans le M. P. D. d'un cobaye; injection d'eau
dans le M. P. G. — Différence des résultats.

24 avril. On incise la peau des membres postérieurs d'un cobaye et,
au niveau de ces incisions, on pratique :

1° Une injection profonde d'un demi-centimètre cube d'éther dans
le M. P. D.;

2° Une injection d'eau distillée en quantité égale dans le muscle
symétrique du M. P. G.

On suture les plaies aussitôt après les injections; la sensibilité est
très émoussée à droite, tandis qu'elle ne varie pas à gauche.

Si on détache l'animal, il paraît complètement paralysé de la patte
droite; son état général est très mauvais pendant un moment, car il
ne peut pas marcher, et il se tient en boule; si on le soulève par la
peau du cou, la patte gauche reste rétractée, la patte droite pendante.

Au bout de cinq minutes, le cobaye se met à marcher; il manifeste
un peu de gêne dans le M. P. G.; mais il traîne complètement la jambe
droite. La sensibilité revient cependant peu à peu dans le membre droit.

La palpation du pli de l'aîne gauche donne la sensation d'une boule
due à l'eau injectée non absorbée.

25 avril (10 h. matin). Le M. P. D. reste peu sensible et paralysé;
quand l'animal marche, il traîne le pied sur sa face dorsale, dont il
a usé déjà tous les poils; il ne peut fléchir la jambe sur la cuisse, mais
les mouvements de la cuisse sont normaux. La suture est tombée, et
la plaie est un peu béante. A gauche, la suture a tenu; les mouvements et la sensibilité sont conservés. L'animal est vif; l'état général
très bon.

(4 h. soir.) Même état; on ne sent plus la petite boule formée par
l'injection d'eau.

Du 25 au 30 avril, l'état de l'animal empire.

30 avril. Le matin, on le trouve agonisant; il meurt à 10 heures.

Autopsie (3 h. 1/2). — La plaie gauche est fermée; la droite, dont la
suture est tombée, est très rétrécie.

Comme dans l'expérience précédente, l'animal ne tarde
pas à succomber. Nous attribuons en partie ce résultat
à ce que les animaux dont nous nous servions étaient
peu âgés; mais nous ne signalons pas moins ce fait que
tous les animaux, soit cobayes, soit lapins, paraissaient
très abattus après l'injection.

L'injection d'eau est donc inoffensive : voulant nous

assurer de nouveau de ce résultat, nous avons fait l'expérience suivante :

10e Expérience.

Injection profonde d'un demi-centimètre cube d'eau dans le membre
postérieur droit d'un cobaye.

Injection également profonde d'un demi centimètre cube d'éther
dans le membre postérieur gauche.

30 juillet 1884. Les injections une fois faites, si on met l'animal sur une table et qu'on retire en arrière les deux pattes injectées, il ramène de suite le M. P. D., mais ne ramène pas le M. P. G. quoiqu'on pique ce membre avec une épingle. La sensibilité est normale sur le M. P. D.; elle est complètement abolie sur le M. P. G.

31 juillet. Le mouvement paraît beaucoup amélioré sur le M. P. G.; en effet, si on retire ce membre en arrière, l'animal le ramène en avant, mouvement qu'il lui était impossible d'accomplir la veille. La partie interne et le doigt interne de ce membre sont complètement insensibles, tandis que la sensibilité est normale sur les autres parties du dit membre.

1er août. L'amélioration continue et l'animal se sert bien du M. P. G. pour la marche. La sensibilité revient également sur le même membre.

2, 3 août. Même état.

4 août. Sensibilité normale. Le mouvement est aussi presque normal. On sacrifie l'animal.

Examen histologique. *Sciatique gauche.* Altérations très inégales et très inégalement réparties.

Plusieurs fibres, absolument saines, présentent avec la plus grande netteté la segmentation annulaire, la myéline allongée en cylindres réguliers. État tout à fait normal.

Plusieurs tubes présentent un début d'altération : myéline segmentée en grosses masses, mais ces masses sont allongées, juxtaposées à courtes distances et forment des séries où existe encore une certaine régularité.

Sur d'autres fibres, la segmentation est plus avancée; les boules de myéline sont à la fois plus nombreuses et plus petites. Il est à remarquer que sur plusieurs fibres on trouve, dans l'intervalle de segments profondément altérés, tantôt des segments absolument vides, tantôt des segments presque sains.

La dissociation n'a pas porté sur un assez grand nombre de fibres pour qu'on puisse évaluer, même approximativement, la proportion des tubes sains et des tubes lésés. (Voir planche, *fig. 5.*)

Sciatique droit. Du côté droit, un plus grand nombre de fibres que du côté gauche a été dissocié. On n'en trouve aucune d'altérée.

Non seulement l'injection d'eau n'amène pas de paralysie; mais même, à l'examen histologique, on ne trouve
aucune trace d'altération du nerf. Nous n'avons pas fait
d'autres injections comparativement avec des injections
d'éther, car nous n'avions pour but que d'étudier les
lésions nerveuses consécutives aux injections d'éther.
Mais nous n'avons vu signaler nulle part aucuns faits
semblables à ceux que nous étudions. Il y aurait certai-
nement des études à faire dans ce sens : nous l'indiquons
en passant.

Une fois la névrite constatée, nous nous sommes
démandé si les courants ne pourraient pas amener de
l'amélioration dans le membre paralysé à la suite
d'injection d'éther et nous signalons les résultats dans
l'expérience qui suit.

11e EXPÉRIENCE.

Injection d'éther dans les membres postérieurs d'un cobaye. — Traitement
d'une patte par les courants continus.

17 juin 1884. On fait une injection d'éther dans l'épaisseur des membres postérieurs d'un cobaye au niveau du point que l'on incise habi-
tuellement pour mettre à nu le sciatique. La quantité d'éther injecté
dans chaque membre est à peu près d'un demi-centimètre cube. L'animal
ne manifeste aucune douleur. Si on ramène en arrière les pattes postérieures, il ne les retire ni spontanément, ni même si on les pique
avec une épingle. La piqûre faite sur d'autres parties du corps lui fait
éprouver de la douleur qu'il manifeste par des cris. La palpation ne
révèle aucune boule d'œdème au niveau des points injectés. Au bout
de dix minutes, l'animal est agité vivement et se roule sur lui-même ;
cet état dure à peine une minute. Les essais que fait alors le cobaye
pour ramener ses deux pattes restent infructueux. En somme, ces
deux membres sont complètement paralysés.

18 juin. *Exploration électrique.* 1º *Courants faradiques* (chariot de
Tripier). Patte postérieure droite :

Écart des bobines : à 12 centimètres........ Rien.
     —   à 11 centimètres........ Rien.
     —   à 10 centimètres........ ?

Écart des bobines : à 9 centimètres .... Contraction.
    —   à 8 centimètres ......   —   forte.
    —   à 7 centimètres ......   —   très forte et cris.

Patte postérieure gauche :

Écart des bobines : à 12 centimètres .... Rien.
    —   à 11 centimètres .... Rien.
    —   à 10 centimètres .... Contraction faible.
    —   à 9 centimètres ......   —   forte.
    —   à 8 centimètres ......   très forte.
    —   à 7 centimètres ......   —   — et cris

2° *Courants galvaniques :* On n'explore pas la patte droite, de crainte d'amélioration. On ne traitera donc que la patte gauche.

Patte gauche (électrode indifférente sur le ventre) :

a) Électrode différente négative : 4 éléments..... 2 1/2 milliampères.
                          Fermeture..... Contraction.
                          Ouverture ..... Rien.
    —   positive : 4 éléments.... 2 1/2 milliampères.
                          Fermeture..... Rien.
                          Ouverture ..... Rien.
b) Électrode différente négative : 4 éléments..... 4 milliampères.
                          Fermeture..... Contraction.
                          Ouverture ..... Rien,
    —   positive : 4 éléments.... 4 milliampères.
                          Fermeture..... Forte contraction.
                          Ouverture ... . Rien.
c) Électrode différente négative : 6 éléments..... 7 milliampères.
                          Fermeture..... Forte contraction.
                          Ouverture ..... Rien.
    —   positive : 6 éléments..... 7 milliampères.
                          Fermeture..... Contraction très forte.
                          Ouverture ..... Rien.
d) Électrode différente négative : 8 éléments..... 10 milliampères.
                          Fermeture..... Contraction très forte.
                          Ouverture ..... Contraction très légère.
    —   positive. : 8 éléments..... 10 milliampères.
                          Fermeture..... Contraction très forte.
                          Ouverture .....   légère.

Du 19 juin au 19 juillet, nous avons électrisé tous les jours, pendant cinq minutes, le M. P. G. avec des courants galvaniques, et nous avons constaté une amélioration progressive.

19 juillet. Les mouvements ne sont pas revenus à leur intégrité primitive, mais ils sont plus nets et plus faciles sur le M. P. G. que sur le M. P. D.

On sacrifie l'animal.

Autopsie.— Aucune lésion macroscopique; pas de trace de phlegmon récent ou ancien.

Examen histologique.— *Sciatique droit.* On trouve d'une façon très nette la segmentation en boules de la myéline qui, sur certains points, forme de gros amas.

Sciatique gauche. La segmentation en boules est plus rare. On trouve un grand nombre de tubes grêles qu'on ne trouve pas sur le sciatique droit. Or, le M. P. G. a été seul traité par les courants continus. N'y aurait-il pas là un commencement de régénération dû à l'électricité?

Le traitement par les courants continus avait donc amené une notable amélioration sur le membre électrisé. A cette amélioration devait correspondre pour nous une régénération des nerfs lésés. Nos prévisions à cet égard ont été réalisées. Il est certain que sur le nerf traité les lésions sont beaucoup moindres que sur le nerf non traité. A quoi attribuer ces résultats? Les courants continus ont-ils empêché la névrite de s'accroître. ou bien, au contraire, ont ils amené la régénération des nerfs? C'est ce que nous ne pouvons pas encore savoir. Ce qui est acquis pour nous, c'est ce fait important que les courants continus amènent une notable amélioration dans le membre traité, amélioration constatée par l'examen microscopique des nerfs de ce membre.

Les injections d'éther, soit sous-cutanées, soit profondes, amènent donc de la névrite; cependant les injections sous-cutanées portant sur des points et sur des nerfs de moindre importance amènent des conséquences moins fâcheuses que celles qu'amènent les injections profondes.

Notons, en outre, que les injections d'eau faites profondément sont tout à fait inoffensives. Mais comment se fait-il que les nerfs soient toujours atteints? Pour répondre à cette question, il fallait essayer de surprendre le trajet de l'éther, et pour cela nous avons fait l'expérience suivante.

12e Expérience.

Injections d'éther coloré. — Son trajet. — Résultats.

2 octobre 1884. On fait d'abord une injection sous-cutanée d'éther non coloré à la patte postérieure droite d'un lapin, et une injection profonde d'éther non coloré dans la patte antérieure droite du même animal. La quantité d'éther injectée dans chaque membre est d'environ un centimètre cube. A la suite de ces deux injections, l'animal paraît abattu : si on le place sur le ventre, et qu'on étende ses quatre pattes, il ramène presque immédiatement les deux membres gauches et laisse étendus les deux membres droits. Si l'on remet l'animal dans la position première, et si l'on pique successivement la patte postérieure gauche et la patte postérieure droite, il ramène vivement la patte gauche, et ne ramène pas la droite. Au bout d'un quart d'heure, le mouvement paraît revenir un peu dans la patte postérieure droite, mais il ne revient pas dans la patte antérieure droite.

3 octobre. Si on soumet le lapin à la même exploration que plus haut, on remarque que la patte postérieure gauche est un peu rétractée, tandis que la patte postérieure droite reste complètement étalée. Cette position persiste pendant un quart d'heure au moins ; alors seulement l'animal ramène d'abord la patte postérieure gauche, puis la patte postérieure droite. Si l'on répète la même expérience plusieurs fois, on voit qu'il retire immédiatement les deux pattes postérieures. Le mouvement paraît donc revenu à peu près complètement dans le membre postérieur droit. La patte antérieure droite est complètement privée de mouvement ; l'animal la laisse traîner en marchant.

Si on suspend le lapin par les oreilles, la patte antérieure gauche est tout à fait rétractée ; la patte antérieure droite est pendante, inerte, et mobile dans tous les sens.

4 octobre. M. A. D. : paralysé complètement.

M. P. D. : mouvement presque normal.

5, 6 octobre. M. A. D : même état.

M. P. D. : mouvement tout à fait normal.

6 octobre. On fait sur la patte antérieure gauche du même lapin une injection sous-cutanée de un centimètre cube d'éther coloré au violet de gentiane ; on ne remarque rien d'anormal dans le mouvement, après l'injection.

7 octobre. M. A. D. : la paralysie persiste

M. P. D. : rien d'anormal.

M. A. G. :   id.

9 octobre. Injection profonde d'éther coloré au violet de gentiane (1cc) dans les muscles de la patte postérieure gauche. Ce membre

se paralyse très rapidement, mais peut-être moins vite que dans le cas d'éther non coloré. On sacrifie l'animal.

Autopsie. — M. P. D. : pas de traces apparentes de l'injection sous-cutanée faite le 2 octobre.

M. M. G. : a la face profonde de la peau, la place de l'injection est marquée par une petite tache de couleur violette sans boule d'œdème, moins large qu'une pièce de 20 centimes, et au centre de láquelle on voit la marque du passage de l'aiguille. Les muscles sous jacents ne présentent aucune lésion ni aucune trace de piqûre faite, comme d'habitude, à la partie postérieure sur un point correspondant à peu près au trajet du sciatique.

Une fois la peau enlevée, on constate à la face interne du membre, sous l'aponévrose, une tache violet de gentiane large comme une pièce de 2 francs à contours diffus, à la surface de laquelle passe le nerf crural, dont plusieurs filets sont manifestement colorés par le violet. L'aponévrose étant incisée, on enlève cette portion du crural : le foyer de l'injection est ainsi mis à nu, et l'on voit alors qu'à ce niveau le tissu cellullaire inter-musculaire très œdématié est vivement coloré par le violet de gentiane; que cette coloration affecte aussi quelques fibres musculaires, mais que les masses musculaires ne sont dilacérées en aucune façon. En poursuivant la dissection, on remarque que la coloration va en diminuant jusqu'à la région du nerf sciatique, qui est lui même imprégné par le violet, quelques vaisseaux lymphatiques sont aussi colorés par l'injection.

M. A. G. : on rencontre quelques vaisseaux lymphatiques colorés. La face profonde de la peau l'est elle-même dans une assez grande étendue. Le tissu cellulaire est épaissi et comme crémeux. Les nerfs superficiels ne présentent aucune altération visible à l'œil nu.

M. A. D. : au niveau de la piqûre, on trouve dans le tissu cellulo-musculaire, sous les aponévroses, et dans l'épaisseur même de certains muscles, des épanchements sanguins. Le tissu cellulaire est épaissi, opaque, lardacé; un nerf traverse le foyer d'altération; on le coupe pour le traiter par l'acide osmique.

Examen histologique. M. A. G. : les nerfs superficiels présentent une segmentation très avancée de la myéline sur le plus grand nombre de tubes. Les nerfs profonds ne présentent pas d'altération appréciable.

M. A. D. : névrite extrêmement intense, beaucoup de gaines vides. Sur un plus grand nombre de tubes, les boules de myéline forment des amas condensés en divers points de la gaine, et sur un même tube, ces amas laissent entre eux de longs intervalles absolument vides; néanmoins on rencontre assez fréquemment, juste à côté d'un tube profondément altéré, des tubes d'aspect normal. Le nombre de ces derniers n'est pas cependant très considérable.

M. P. D. : névrite avec ses caractères ordinaires.

M. P. G. : le sciatique et le crural ne présentent pas d'altérations appréciables; plusieurs fibres du crural sont mal colorées.

L'éther, se diffusant avec une facilité extraordinaire, finit par atteindre les rameaux nerveux; c'est ce que nous démontre cette expérience. Nous avons déjà indiqué plus haut comment il devait agir pour nous. Mais la quantité d'éther injecté n'est elle pour rien dans les phénomènes que nous avons décrits? C'est ce que va nous démontrer l'expérience suivante.

13ᵉ EXPÉRIENCE.

Injections de quantités différentes d'éther. — Résultats importants.

9 octobre. Injection profonde de 1/4 de centimètre cube d'éther dans le M. P. G. d'un lapin.

Injection profonde de 1/2 centimètre cube dans le M. P. D. du même animal.

Injection profonde de 3/4 de centimètre cube d'éther dans le M. A. G.

A la suite de ces trois injections faites successivement sur le même animal, on remarque que ce dernier est abattu, mais moins cependant que ne l'étaient les cobayes auxquels on injectait une moindre quantité d'éther.

M. A. G : sensibilité abolie, paralysie absolue.

M. P. D : sensibilité émoussée; mouvement peu atteint.

M. P. G : rien d'anormal.

Du 9 au 25, le mouvement et la sensibilité sont revenus dans le M. P. D.; la paralysie persiste toujours dans le M. A. G.

Il résulte de cette expérience qu'une injection de un quart de centimètre cube d'éther n'amène aucune modification de la sensibilité ou du mouvement chez le lapin; celle de un demi amène de légers troubles, mais très passagers; une injection de trois quarts de centimètre cube amène, au contraire, l'abolition de la sensibilité et provoque de la paralysie. Notons en passant ce résultat qui, plus tard, nous servira pour indiquer les précautions à prendre dans l'emploi des injections d'éther.

Désireux de connaître les lésions nerveuses dans leur évolution à différents degrés, nous avons institué l'expérience suivante.

14e Expérience.

Injections d'éther à des jours différents sur le même animal.

20 octobre 1884. Injection profonde de un centimètre cube d'éther sur le M. P. G. d'un lapin.

Cette injection est suivie immédiatement d'anesthésie et de paralysie. du membre opéré; au bout de cinq minutes, l'animal est pris de convulsions; il se roule sur lui-même et paraît excessivement abattu. Cet état dure environ deux ou trois minutes, au bout desquelles le lapin se remet sur le ventre sans essayer de se dérober.

21 octobre. Injection profonde de la même quantité d'éther sur le M. A. D. du même animal.

Par suite des mouvements désordonnés du lapin, l'injection n'a pas été faite assez profondément; on remarque cependant les mêmes phénomènes décrits plus haut, à l'exception des convulsions.

22 octobre. Injection profonde de la même quantité sur le M. P. D.

L'animal est tout à fait abattu; si on étale ses quatre membres, il ne fait aucun effort pour les ramener; il reste dans la position qu'on lui a donnée pendant dix minutes au moins. Si on le suspend par le cou, la patte antérieure gauche reste seule rétractée.

23 octobre. Injection de la même quantité sur le M. A. G.

Mêmes remarques que précédemment.

Si on étale les quatre membres de l'animal, ce n'est qu'au bout de cinq à six minutes qu'il parvient à ramener, avec difficulté, les membres postérieurs. Les membres antérieurs restent étalés, et le lapin garde cette position un temps considérable. La sensibilité est toujours abolie sur les quatre membres; cependant elle existe, par places, sur le M. A. D., où le mouvement est aussi revenu en partie.

Nous serions tenté d'attribuer ce pénomène à ce que l'injection a été faite peu profondément dans ce membre.

24 octobre. Nous constatons dans le M. A. D. le retour de la sensibilité et du mouvement, qui, cependant, sont moins nets et moins précis qu'à l'état normal.

On sacrifie l'animal.

Examen histologique. — M. P. G. : on trouve une altération très nette de la myéline; quelques gaines sont vides, mais on ne trouve que par places seulement de la segmentation en boules. (Voir planche, *fig. 2* et *3*.)

M. A. D. : malgré tout le soin que nous avons mis à parcourir les différentes préparations, nous n'avons trouvé aucune trace de segmentation en boules.

M. P. D. : pas de segmentation en boules ; la myéline paraît altérée sur les bords seulement ; on dirait qu'elle est crénelée.

M. A. G. : ici les lésions sont excessivement visibles ; on trouve d'une façon très nette la segmentation en boules ; un grand nombre de segments interannulaires sont entièrement vides. (Voir *fig.* 1 de la planche.)

Les résultats de cette expérience n'ont pas répondu à notre attente. Logiquement les lésions produites depuis quatre jours devaient être plus prononcées, plus étendues que celles produites depuis trois jours, et ainsi de suite ; et cependant nous avons vu *(examen histologique)* qu'il n'en est pas ainsi. Pourquoi cela? L'éther, comme nous l'avons dit plus haut, agit toujours sur les nerfs ; cela n'est pas douteux. Mais, par un concours de circonstances, ne se peut-il pas qu'il n'en soit pas ainsi ? Nous le croyons. La canule peut, par exemple, s'engager dans une veine ou dans une artère. C'est rare, nous en convenons, mais cela peut arriver. L'injection peut être poussée vers une grande masse de tissu cellulograisseux, etc. C'est ce qui expliquerait la différence des lésions à des jours différents.

Cependant, nous avons remarqué que les névrites occasionnées par injections d'éther, étaient plus rapides que celles occasionnées par la section des sciatiques. Ranvier indique un délai de quarante huit heures pour remarquer un commencement de lésions après la section du sciatique. Or, si on se reporte à l'examen histologique de cette dernière observation, on voit que (M. A. G.), vingt-quatre heures après, les lésions nerveuses sont excessivement nettes. D'où cette conclusion, que l'éther injecté amène des désordres plus rapides que la simple section du nerf.

3

CHAPITRE II

Dans ce chapitre nous allons donner, par rang de date, les quelques observations que nous avons pu recueillir. Nous ferons ensuite leur étude critique et nous étudierons les caractères des paralysies relevées dans ces observations.

Paralysies consécutives à des injections d'éther, par le Dr ARNOZAN, professeur agrégé à la Faculté de Médecine de Bordeaux.

(Travail communiqué à la Société d'Anatomie et de Physiologie de Bordeaux, dans la séance du 7 mars 1882.)

OBSERVATION I

Antoinette B..., âgée de vingt et un ans, entre à l'hôpital Pellegrin le 9 septembre 1881. Elle est au premier jour d'une éruption de varioloïde, qui a été précédée d'une fièvre très vive, d'angoisse et de dyspnée pendant trois jours. La varioloïde a suivi son cours régulier et a guéri; mais, le 12 septembre, deux injections hypodermiques d'éther avaient été faites, dans les conditions ci-dessus indiquées, à la partie moyenne de la région postérieure de l'avant-bras gauche, au voisinage du bord cubital.

Le 13 au matin, à la visite, Antoinette B... se plaint d'une vive douleur localisée au niveau des piqûres et nous montre que les trois derniers doigts de sa main gauche ont à peu près perdu leurs mouvements d'extension et sont repliés vers la région palmaire.

Pendant huit jours environ, la douleur persiste au lieu de l'injection, puis s'atténue et disparaît. La paralysie ne paraît subir aucune modification.

Le 2 octobre, la malade quitte l'hôpital Pellegrin guérie de sa variole. Le 15 octobre, la paralysie est aussi étendue que le premier jour. Quelques séances d'électrisation faradique ont été faites sans qu'aucune amélioration ait été obtenue. La malade est examinée à l'hôpital Saint-André (salle 7), en présence de M. le professeur Pitres.

Attitude. La main gauche est en demi-pronation et en flexion, les doigts d'autant plus fléchis que l'on se rapproche du bord cubital : c'est ainsi que l'index est simplement en demi-flexion, tandis que l'auriculaire est complètement ramené dans la paume de la main. Le pouce est à peu près dans la rectitude.

Mouvement volontaire. — La malade peut librement étendre et fléchir le poignet, le porter dans l'adduction et l'abduction. La flexion de l'avant-bras sur le bras s'exécute facilement, et l'on peut sentir, pendant cet acte, la saillie due à la contraction du long supinateur. Les mouvements de pronation et de supination sont normaux.

La malade fléchit très bien tous les doigts, d'autant plus énergiquement qu'elle étend le poignet. Elle ne peut étendre les trois derniers doigts, qui restent pendants lorsqu'elle cherche à les relever ; elle peut légèrement redresser la première phalange de l'index. Le pouce ne peut être levé au-dessus du plan des autres doigts ; il est très difficilement écarté du doigt indicateur.

La main reposant à plat par sa face palmaire sur une table, la malade fait assez bien agir les muscles interosseux (adduction et abduction des doigts).

Exploration électrique. — 1° *Courants intermittents.* La malade tenant un des réophores de la main gauche, on cherche avec l'autre sur l'avant-bras droit les points excitables de l'extenseur commun et des muscles du pouce (extenseur et abducteur). Ces points une fois reconnus, on place un des réophores dans la main droite et on applique l'autre sur les points de l'avant bras gauche symétriques des points excitables à droite : on n'obtient aucune contraction des muscles précités. On applique alors un réophore à chacune des extrémités de la région postérieure de l'avant-bras gauche. Non seulement on n'obtient aucune extension des doigts, mais à ce moment même il se produit une légère augmentation du degré de flexion du pouce ou des autres doigts.

2° *Courants continus.* Avec les courants continus, les résultats de l'exploration sont absolument inverses. Un courant de moyenne intensité qui, appliqué aux points excitables de l'extenseur commun ou des extenseurs et abducteurs du pouce, ne donne à droite aucune contraction, détermine à gauche une élévation légère, mais très nette, des doigts ou du pouce.

Sensibilité. Elle paraît intacte : la malade n'accuse ni fourmillement, ni douleur. Elle éprouve une vive douleur pendant la faradisation ; elle accuse rapidement une sensation de chaleur pénible pendant l'application du courant galvanique, qui, en effet, fait en peu de temps rougir la peau.

Nutrition de l'avant-bras. On ne constate à l'œil nu aucune lésion ; mais une mensuration exacte prouve que l'avant-bras gauche, dans toute sa longueur, a un centimètre de moins de circonférence que l'avant-bras droit. Sur aucun point il n'existe ni tuméfaction superficielle, ni induration profonde ; on ne peut retrouver la place exacte de l'injection.

16 octobre. La malade prétend qu'à la suite des explorations électriques faites la veille, elle a remué un peu mieux les doigts. On ne peut remarquer objectivement aucune amélioration.

Application pendant cinq minutes (les deux pôles reposant aux deux extrémités de l'avant-bras sur la face dorsale, le positif près du coude, le négatif au poignet), de courants continus d'intensité un peu inférieure au plus faible courant, qui détermine des contractions dans les muscles paralysés. A la fin de la séance, ceux-ci répondent à des courants d'intensité beaucoup moindres qu'au début.

23 octobre. Des applications quotidiennes de courants continus ont été faites régulièrement, excepté le 18 octobre. Une amélioration considérable s'est produite, le mouvement volontaire est en partie revenu ; les doigts peuvent être presque complètement étendus, sauf le petit doigt qui reste demi fléchi. Cependant les muscles paralysés sont encore inexcitables aux courants faradiques et restent plus excitables que du côté sain aux courants galvaniques.

L'excitation du nerf radial donne les résultats suivants (le pôle négatif étant appliqué suivant les indications de Ziemssen, à égale distance entre l'insertion inférieure du deltoïde et le condyle externe de l'humérus et le positif étant tenu de la main droite) : En excitant le nerf du côté droit, on détermine la contraction de tous les muscles qu'il innerve à l'avant-bras, c'est-à-dire que la supination est complète, la main et le pouce sont en extension, les premières phalanges des autres doigts s'étendent également, tandis que les deux dernières restent légèrement fléchies. En excitant le nerf gauche, on obtient les mêmes mouvements, moins l'extension du pouce et des premières phalanges des quatre derniers doigts. Cette observation s'applique aussi bien à l'excitation faradique qu'à l'excitation galvanique.

29 octobre. Les courants continus ont été très régulièrement appliqués, sauf le 26 et le 28 octobre. Le mouvement volontaire est presque complètement revenu ; la guérison est assez avancée pour que la malade ait pu reprendre ses travaux d'aiguille. Elle se plaint seulement que l'air extérieur, qui commence à être un peu froid, impressionne très péniblement la face dorsale de sa main gauche.

A partir de cette date, la malade n'a plus été revue.

Observation II

Marie P..., âgée de vingt-quatre ans, entre à l'hôpital le 23 septembre avec une variole hémorrhagique au début de la période d'éruption. Dans la nuit, elle accouche prématurément à sept mois.

Le 24 au matin, l'état est des plus graves. Une injection d'une seringue d'éther est pratiquée à la face dorsale de l'avant-bras gauche. Quelques minutes après, une paralysie partielle a déjà frappé les extenseurs. La malade est absolument incapable d'étendre le médius et l'annulaire; le pouce et l'index ont, au contraire, conservé tous leurs mouvements; l'extension du petit doigt est légèrement gênée. La flexion de tous les doigts est normale.

25 septembre. La malade meurt. L'autopsie n'a pu être faite.

Observation III

Marie D..., âgée de trente-trois ans. Variole confluente. Entrée à l'hôpital le 4 septembre 1881.

Les 8, 9, 10 septembre, des injections d'éther sont pratiquées, toujours dans les mêmes conditions, sur la face dorsale des deux avant-bras.

Le 19 septembre seulement, on constate des paralysies des extenseurs; mais la malade étant restée jusqu'à ce jour dans le délire ou le coma, il est fort possible qu'elles existent depuis quelques jours et qu'elles n'aient pas été remarquées. A la main gauche, les trois derniers doigts (médius, annulaire, auriculaire) sont en flexion permanente et ne peuvent être mis volontairement en extension. A la main droite, l'index, le médius et le petit doigt présentent les mêmes phénomènes; nous ne parlons pas de l'annulaire qui, ankylosé en flexion, à la suite de lésions articulaires antérieures, ne peut être étudié au point de vue de la paralysie actuelle.

Pendant quelques jours, un noyau dur et douloureux a existé au niveau des piqûres, puis s'est résorbé, sans donner lieu à la formation d'un abcès.

5 octobre. Même état à gauche. Amélioration légère à droite.

29 octobre. Le mouvement volontaire est presque complètement revenu à la main droite. A gauche, l'état paraît stationnaire. De ce côté, l'excitation du nerf radial sur le bord externe du bras par les courants faradiques ne détermine aucune contraction des faisceaux extenseurs des trois derniers doigts. L'application d'une électrode au point d'excitation de ces muscles, l'autre électrode étant tenue de la main droite, ne détermine non plus aucune contraction. C'est seule-

ment en appliquant les deux pôles sur la face dorsale de l'avant-bras que l'on obtient quelques mouvements d'extension légers, mais très manifestes, dans les premières phalanges des trois derniers doigts. Ces mouvements sont surtout très sensibles dans le petit doigt et le médius.

Novembre 1881. La malade, dont la convalescence a été traversée d'une suite interminable d'accidents, quitte l'hôpital sans avoir pu être réétudiée au point de vue de sa paralysie; mais différentes personnes de son entourage affirment qu'elle avait recouvré à ce moment le libre usage de ses doigts.

OBSERVATION IV

Manuel S.-B..., âgé de dix-sept ans. Variole cohérente grave.

Des injections d'éther ont été faites aux points suivants: 1° à l'avant-bras gauche, deux fois le 14 septembre 1881, deux fois le 15; 2° à l'avant-bras droit, une fois le 16; 3° à la partie supérieure et externe de la cuisse gauche, une fois le 17.

Toutes ces injections, faites profondément, ont été immédiatement suivies de douleurs très vives et persistantes. Aux deux avant-bras il s'est même ultérieurement développé des abcès; mais le malade en a présenté un grand nombre sur des points absolument indemnes de tout contact avec l'éther.

Aux deux avant-bras surviennent des paralysies, qui, d'abord un peu négligées, sont enfin bien constatées et peuvent être régulièrement explorées, au moins à l'aide de courants faradiques, environ un mois après leur début (29 octobre 1881). A cette date, on observe du côté gauche la paralysie des faisceaux extenseurs du médius et de l'annulaire, du côté droit la paralysie des extenseurs des trois derniers doigts, paralysie dont l'intensité va croissant du médius à l'auriculaire.

1° Du côté gauche, l'excitation du nerf radial par le pôle négatif appliqué au niveau de la gouttière de torsion de l'humérus fait entrer en contraction tous les muscles tributaires de ce nerf, sauf les faisceaux extenseurs du médius et de l'annulaire. L'excitation directe de ces faisceaux, un pôle appliqué sur le point excitable de l'extenseur commun, l'autre sur une région éloignée, ne fait redresser que l'indicateur et le petit doigt. C'est seulement en appliquant un pôle à chacune des extrémités de la face postérieure de l'avant-bras que l'on détermine quelques petits mouvements d'extension dans le troisième et le quatrième doigt, mouvements à peine perceptibles.

2° Du côté droit, l'exploration faradique donne pour les trois derniers doigts des résultats tout à fait analogues à ceux que nous avons vus pour le médius et l'annulaire gauches. Seulement, les mouvements d'extension déterminés par le dernier mode d'excitation (un pôle à chaque extrémité) sont plus accentués que ceux des doigts paralysés à gauche, dans les mêmes conditions d'excitation. D'ailleurs le mouvement volontaire est en partie revenu; la paralysie des extenseurs droits est très incomplète.

Le malade a été revu au mois de décembre 1881. La guérison spontanée de ses paralysies était à ce moment un fait accompli. Celles de droite avaient disparu longtemps avant celles de gauche.

Réflexions. Nous ne nous dissimulons pas tout ce qu'il y a d'incomplet dans nos observations. Cette insuffisance tient à plusieurs causes : la première, c'est qu'elles portent sur un fait qui pour nous était absolument imprévu et dont nous avons dû empêcher le renouvellement, double condition qui nous a empêché de bien étudier les débuts de ces paralysies et les circonstances exactes qui ont accompagné leur apparition. Une seconde cause, c'est que nos observations ont été prises dans un hôpital dépourvu d'appareils électriques. Une troisième, enfin, c'est que, dans les cas où nous avons pu procéder à des explorations électriques, l'inconstance des appareils nous a été assez démontrée pour que nous ne puissions donner aucune indication de quelque valeur sur l'intensité des courants employés.

Malgré ces lacunes, plusieurs faits nous paraissent devoir ressortir de nos observations :

1° L'injection d'éther dans les muscles produit la paralysie de ces muscles (obs. I, II, III, IV);

2° Ces paralysies offrent des analogies très grandes avec certaines paralysies périphériques, du facial par exemple : suppression ou diminution de l'excitabilité faradique (obs. I, III, IV), augmentation de l'excitabilité galvanique (réaction de dégénérescence), retour du mouvement volontaire avant celui de l'excitabilité faradique (obs. I);

3° Elles guérissent spontanément, mais avec une assez grande lenteur (obs. III, IV). Leur guérison par l'application de courants galvaniques est beaucoup plus rapide (obs. I).

Mais, en revanche, il reste à résoudre un grand nombre de questions délicates : Est-ce en agissant sur les muscles ou sur les nerfs que l'éther détermine ces paralysies? Il semble, d'après les analogies cliniques, que les nerfs soient intéressés; mais, d'un autre côté, comment comprendre que l'éther injecté à l'aveugle ait été si précisément porté au contact des filets nerveux? Faut il admettre alors quelque lésion des terminaisons nerveuses dans les muscles?

Ce sont là des points que l'expérimentation sur les animaux, jointe à l'observation par le microscope, pourra seule élucider.

Nous avons tenu à reproduire les réflexions de M. Arnozan, car elles ont été le point de départ de notre travail.

Remarquons, toutefois, que les expériences que nous avons faites donnent raison à M. Arnozan, lorsqu'il dit : « Les paralysies guérissent spontanément, mais avec une assez grande lenteur ; leur guérison par l'application des courants galvaniques est beaucoup plus rapide. » Chez les animaux nous avons observé ces résultats. Il y a donc là une similitude que nous signalons, car elle est fort importante pour les conclusions que nous tirerons de cette étude.

OBSERVATION V

Paralysie du petit doigt gauche consécutive à une injection d'éther ;
par MM. ARNOZAN et SALVAT.

(Travail communiqué à la Société d'Anatomie et de Physiologie de Bordeaux
dans la séance du 24 juillet 1883.)

P... (Marie), trente-deux ans, domestique, est entrée dans le service de M. Vergely (suppléé par M. Verdalle), salle 5, lit n° 22, le 15 mars 1883, pour une broncho-pneumonie.

17 mars. Vers huit heures du matin, on lui fait avec une seringue de Pravaz une injection d'éther vers le milieu de la région interne de l'avant-bras gauche. A la suite de cette injection, la malade a éprouvé de la douleur au niveau de la région injectée. Une ou deux heures après elle a remarqué une enflure de la grosseur d'un œuf de poule ; cette grosseur était rouge, enflammée et sensible à la pression. Quand la malade voulait lever la main, elle éprouvait, nous dit-elle, une sensation de pesanteur depuis la moitié de l'avant-bras jusqu'à la main inclusivement. Au bout de huit jours, la grosseur et la douleur avaient complètement disparu.

Le 18 au matin, Marie P... s'aperçut, dit-elle, que le petit doigt gauche était complètement fléchi sur la main ; elle ne pouvait lui imprimer aucun mouvement, soit d'extension, soit de latéralité.

Quinze jours après seulement les mouvements sont revenus, mais moins complets qu'à l'état normal. La malade n'a attiré l'attention sur ces faits que le 27 avril.

28 avril. Marie P... ne peut pas ramener le petit doigt au niveau de l'annulaire ; il est dans un plan inférieur, la main étant étendue horizontalement, le dos en haut. Les mouvements de latéralité du

petit doigt, les mouvements de l'articulation du poignet, l'opposition du petit doigt sont bien conservés.

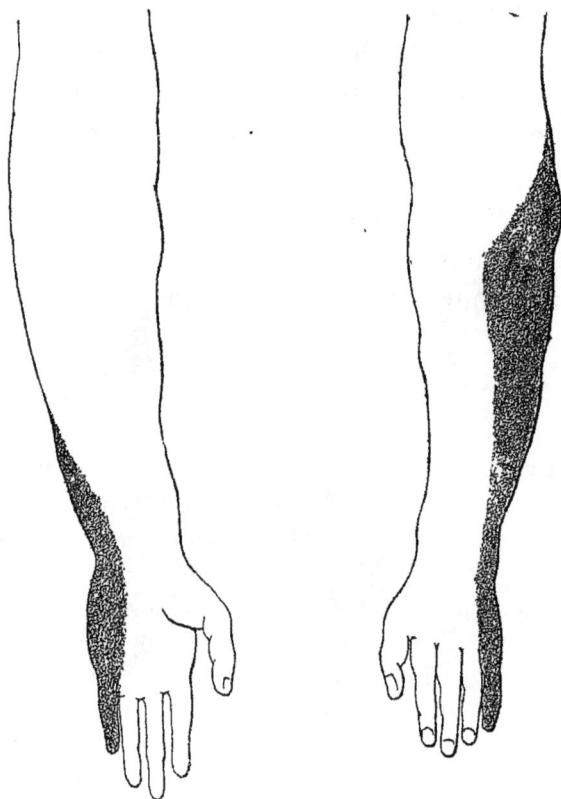

Quand la malade laisse sa main inerte, la face dorsale tournée en haut, le petit doigt reste déjeté en bas et écarté des autres doigts. Le mouvement d'extension des deux dernières phalanges est possible, seul le mouvement d'extension de la première phalange sur le métacarpe est impossible. On ne constate aucune diminution de volume de l'avant-bras gauche ni d'autres déformations.

Si on pique la malade avec une épingle, elle dit qu'elle sent la pose de l'épingle mais qu'elle n'éprouve aucune douleur. Ce n'est qu'en enfonçant profondément l'épingle que Marie P... se plaint.

La surface anesthésiée occupe une portion du territoire du nerf cubital disposée comme l'indique le schéma ci-joint.

Au niveau des piqûres apparaissent des boutons, de la grosseur d'une petite lentille, qui s'effacent facilement par la pression, ne sont le siège d'aucune infiltration hémorrhagique et persistent pendant quinze à dix-huit heures et peut-être davantage. Les piqûres les plus superficielles sont suivies de l'apparition de ces papules dans la zone anesthésique seulement; sur les autres points du bras, elles ne sont suivies d'aucun effet analogue.

La limite de l'anesthésie n'est pas brusque; entre les points insensibles et les points sensibles se trouve une zone intermédiaire.

On n'a rien à noter au point de vue des lésions des poils et des ongles ni de la peau en général (sauf les papules qui succèdent aux piqûres).

La malade avoue qu'elle n'éprouve aucune douleur ni aucun fourmillement dans la zone anesthésique; il lui semble cependant que son petit doigt est devenu très lourd.

Exploration électrique avec quatorze éléments (pile de Gaiffe, courants continus). Le pôle positif étant placé sur la région anesthésique vers l'union du tiers supérieur et du tiers moyen de l'avant-bras, le pôle négatif étant placé sur le bord cubital à l'union du tiers inférieur et du tiers moyen, le passage du courant détermine le soulèvement très net de la première phalange du petit doigt et de la première phalange de l'annulaire. On fait la contre-épreuve sur l'avant-bras droit. Les pôles étant placés de la même façon que sur l'avant-bras gauche, on ne remarque aucun mouvement.

Les courants continus peuvent déterminer ces phénomènes, même à huit éléments, mais ils ne déterminent aucune contraction dans les autres muscles.

Courants intermittents (machine électro-magnétique de Gaiffe). Si on place les pôles comme dans l'expérience précédente, on n'observe aucune contraction dans le petit doigt gauche; et dans l'annulaire on observe, au contraire, la contraction des muscles non paralysés.

A droite, les mêmes courants amènent la contraction de l'extenseur de la première phalange du petit doigt.

On remarque que la peau rougit rapidement par l'application des courants continus et la sensibilité électrique ne paraît pas affaiblie, même sur la surface anesthésique.

29 avril. A la suite d'un manuluve électrique, la malade a eu la main toute rouge, chaude et couverte de papules semblables à celles que déterminaient les piqûres; en outre, elle a ressenti, dit-elle, un mouvement brusque et des fourmillements dans la main et dans la jambe gauches. En revenant de la salle de bains, elle avait la jambe gauche engourdie et lourde, et elle était gênée dans la marche.

30 avril. On ne constate ni rougeur, ni chaleur, ni papules. La malade n'a plus de picotements dans la main.

1er mai. Les papules de l'avant-bras ont disparu. La sensibilité et les mouvements du petit doigt reviennent peu à peu. On électrise chaque jour la malade.

10 mai. Notable amélioration. Le petit doigt est encore un peu lourd, dit la malade, mais néanmoins elle s'en sert très bien et le ramène presque au niveau de l'annulaire. Les piqûres d'épingle ne donnent plus lieu aux papules. La sensibilité est revenue, mais elle est moindre qu'à droite.

11 mai. L'amélioration a continué. Les mouvements du petit doigt sont presque normaux; mais il n'est pas encore au niveau des autres doigts. La sensibilité est presque normale. Rien d'anormal dans la jambe gauche. La malade sort dans ces conditions.

26 juin. Elle revient pour une bronchite et des fièvres intermittentes. On l'examine au point de vue de la paralysie du petit doigt, mais on ne trouve rien à noter. La sensibilité est parfaite, les mouvements normaux.

En résumé, l'anesthésie et la paralysie ont disparu entièrement, pour faire place à l'état normal.

Nous nous abstiendrons actuellement de réflexions sur cette observation; nous ferons seulement remarquer l'analogie, presque la similitude de ce cas avec ceux que l'un de nous a déjà publiés dans les *Bulletins* de la Société (1882), et dans lesquels, sauf l'anesthésie, les troubles moteurs, les réactions électriques, la marche et la durée se sont présentés exactement avec les mêmes caractères.

OBSERVATION VI

Variole simple. — Injection sous-cutanée d'éther. — Paralysie consécutive du membre inférieur droit.

(Communication faite à la Société de Médecine de Paris, dans la séance du 10 nov. 1883, par M. CHARPENTIER, médecin-adjoint à la Salpétrière.)

Il arrive parfois que des traumatismes accidentels reproduisent sur l'homme vivant de véritables expériences physiologiques comparables à celles des laboratoires. Nous avons pensé qu'il y avait toujours intérêt à relater les faits de ce genre, car non seulement ils consacrent les résultats de la médecine expérimentale, mais ils servent aussi à réfuter l'objection déjà bien vieillie, mais toujours renouvelée, qui consiste à ne jamais permettre de conclure des animaux à l'homme. C'est sous cette impression que nous nous permettons de vous rapporter le fait suivant :

Le nommé X..., quarante ans, journalier, fut pris, en mars 1883, de variole simple, avec rachialgie modérée, sans délire; il fut soumis, comme traitement, aux injections sous-cutanées d'éther, pratiquées à la partie moyenne et postérieure de la cuisse droite (toutefois le malade ne peut préciser exactement le siège de la piqûre). Les deux premières injections, faites le 22 et le 23 mars, furent abso-

lument inoffensives; mais la troisième, pratiquée dans les mêmes
conditions, fut instantanément suivie d'une douleur extrêmement
violente, s'irradiant de la piqûre vers l'extrémité des pieds, sans
retentissement dans les régions supérieures à la piqûre; cette douleur
fut accompagnée d'une sensation d'engourdissement total du pied et
de la jambe. La persistance de ces troubles douloureux nécessita, les
quinze jours qui suivirent, des injections de morphine qui parvinrent
à les calmer; la pression et les mouvements cessèrent d'être douloureux; il n'y eut pas de contracture ni de troubles articulaires; la douleur devint graduellement plus sourde, le malade put descendre de
son lit, mais il remarqua que la jambe avait perdu de son volume,
puisqu'elle était devenue graduellement plus faible. Une coloration
violacée, qui ne survenait d'abord que pendant la marche ou la station
debout, devint permanente; le membre était plus froid que son
congénère. A la plante du pied malade, la sécrétion sudorale s'était
arrêtée; la peau de la jambe et du pied était devenue insensible; tout
mouvement des muscles du pied était aboli; rien au membre opposé.

C'est au mois d'août dernier, c'est à dire cinq mois après le début,
que nous avons vu le malade pour la première fois. Ses antécédents
sont à peu près négatifs, ni rhumatisme ni goutte; pas de séjour dans
des lieux humides; ni névralgies ni accidents palustres antérieurs;
pas d'alcoolisme non plus que de syphilis; aucune affection nerveuse;
pas d'autre traumatisme que l'injection; rien au point de vue héréditaire ni professionnel. A dix ans, il eut une fièvre typhoïde; à vingt-
huit ans, en Cochinchine, une dysenterie de longue durée, mais ces
deux maladies ne furent pas suivies de paralysie ni d'autres troubles
nerveux.

C'est un homme assez vigoureux et dont l'état général est excellent.

Le malade mis à nu et debout, on est frappé, en comparant les membres inférieurs, par la coloration uniformément violacée de la jambe
et du pied droit; la peau est froide au toucher; la jambe paraît moins
volumineuse, la crête du tibia plus saillante, par suite de la diminution de volume des muscles de la région antérieure de la jambe; il en
est de même pour le mollet flasque et pendant : la mensuration des
mollets donne 36 centimètres à gauche (côté sain) et 34 à droite; le
tendon d'Achille au contraire paraît épaissi, ce qui est dû à un peu
d'œdème à son pourtour, mais cet œdème n'apparaît pas sur le pied;
toute la peau de la jambe à partir du genou et du creux poplité jusqu'à
l'extrémité du pied est insensible; toutefois la moitié interne de la
jambe depuis le milieu du mollet jusqu'à une verticale parallèle à la
crête du tibia et située à deux centimètres en dehors de cette crête, est
restée sensible; également une zone sensible à la partie interne de la
cheville, du tarse, du métatarse et du gros orteil; mais sur toutes les

autres régions, insensibilité absolue. Le malade ne distingue pas la nature du sol ; sur toute la partie insensible, c'est à dire sur la moitié externe de la jambe, sur le dos, la plante et le bord externe du pied, le pincement, les piqûres, la traction des poils, les impressions de corps chauds ou froids sont abolis ; quand, à pleine main, nous pressons toute l'épaisseur de la jambe, le malade sent la pression, qui est nulle si on se borne à appuyer sur le tégument insensible. Dans la zone anesthésique, la sensibilité faradique de la peau était normale, c'est à dire égale à celle de la peau saine.

Notre malade ne peut longtemps se tenir debout, à cause des sensations de fourmillement et d'engourdissement qui augmentent dans le membre affecté et d'une sensation de faiblesse dans cette même région. Les mouvements de la jambe et du pied sont totalement abolis, aussi bien dans les muscles correspondants à la zone d'anesthésie que dans ceux sous-jacents à la peau restée sensible. Le malade ne peut que mouvoir la jambe sur la cuisse, mais ne peut détacher le pied du sol, relever le talon, porter le pied en dedans ou en dehors, fléchir le pied sur la jambe ; les doigts restent immobiles ; le réflexe rotulien, le phénomène du pied n'existent pas ; pas d'atrophie à la cuisse ni à la fesse. Quand le malade veut marcher, il se sert des muscles de la fesse et de la cuisse ; il détache la jambe du sol par un mouvement en arc de cercle, en laissant retomber le pied qui frappe lourdement sur la surface plantaire ; les muscles de la jambe et du pied restent donc complètement étrangers à la marche.

M. Vigouroux, qui a bien voulu se charger de l'examen de notre malade au point de vue de l'électro-diagnostic, a constaté les faits suivants :

Nerf sciatique poplité externe absolument inexcitable par le courant faradique au maximum et par le courant galvanique 20 éléments, 60 dix-millièmes d'Ampère. (On ne peut employer un courant plus fort à cause des contractions violentes de la cuisse.)

Sensibilité de la peau normale dans la zone anesthésique.

Réaction faradique nulle dans tous les muscles de la jambe et du pied.

Réaction galvanique. — Muscle tibial antérieur : 24 éléments, 50 dix-millièmes, K S Z — A S Z, contraction lente. — Muscle long péronier latéral : 24 éléments, 100 dix-millièmes, K S Z   A S Z, contraction lente et fibrillaire ; avec 50 dix-millièmes, pas de K S Z ; A S Z lent ; pas d'autres réactions en augmentant le courant.   Muscle court péronier latéral : 22 éléments, 50 dix-millièmes, K S Z < A S Z, contraction lente. — Muscle extenseur propre du gros orteil : 22 éléments, 45 dix-millièmes, K S Z seul ; avec 55 dix-millièmes, K S Z > A S Z ; contractions lentes. — Muscle extenseur commun des orteils, pas de réaction. — Muscles pédieux, idem. — Muscles jumeaux : 22 éléments, 90 dix-millièmes, K S Z < A S Z, ce dernier beaucoup plus fort. — Muscle solévire : 28 éléments, 100 dix-millièmes, K S Z > A S Z.

Dans cet examen, M. Vigouroux a employé la méthode polaire, l'électrode indifférente large étant placée à demeure entre les épaules et l'électrode excitatrice beaucoup plus étroite étant seule portée sur les organes explorés. De cet examen de M. Vigouroux, il résulte que les muscles extenseurs communs des orteils et pédieux sont les plus compromis (réactions nulles), ainsi que les jumeaux et le court péronier latéral (réaction dégénérative de Erb).

Depuis ces examens, les phénomènes se sont un peu modifiés, et cela à l'avantage du malade ; l'œdème du pourtour du tendon d'Achille a disparu, ainsi que la teinte violacée, bien que la peau soit encore froide ; la zone d'anesthésie s'est graduellement rétrécie en se rapprochant de la crête du tibia ; la station debout est plus facile ; le malade peut détacher le talon du sol, incliner le dos du pied en dehors, porter la pointe en dedans, mais les doigts restent immobiles et la jambe décrit encore l'arc de cercle pendant la marche ; la sécrétion sudorale n'a pas reparu ; rien aux ongles ni aux orteils.

En résumé, il s'agit d'un malade qui présente tous les phénomènes qu'on obtiendrait en physiologie par une section du nerf sciatique ou une injection dans ce nerf d'acide acétique (Vulpian) ou de nicotine (Hayem) ; il s'agit d'une névrite traumatique avec ses troubles du mouvement, de la sensibilité, de la nutrition, avec les réactions faradiques et galvaniques nulles pour certains muscles, avec les réactions de dégénérescence de Erb pour certains autres.

Que tels muscles aient été plus atteints que tels autres ; que les troubles de la sensibilité aient été plus circonscrits que ceux de la motilité, de semblables variations ont été observées dans les expériences physiologiques.

L'histoire du malade ne nous permet pas d'attribuer cette névrite à une autre cause qu'au traumatisme ; ce n'est que pour la rejeter que nous pourrions mentionner l'hypothèse qu'elle est due soit à un rhumatisme, soit à la variole.

Mais il peut être intéressant de rechercher dans le traumatisme quelle part il faut faire à la piqûre, quelle part au liquide injecté.

Or, MM. Arloing et Tripier affirment, d'après leurs expériences sur des chiens, que la piqûre simple des nerfs n'entraîne pas de troubles trophiques, est suivie quelquefois de troubles moteurs qui durent peu et de troubles sensitifs qui disparaissent encore plus rapidement.

A propos de la valeur étiologique du liquide injecté, nous n'avons rien trouvé à ce sujet dans les divers auteurs que nous avons pu consulter.

Et cependant le cas que nous rapportons n'est pas le premier de ce genre; car on peut lire dans les *Archives de médecine* (page 617, novembre 1882) l'observation détaillée, due à M. Arnozan, d'une paralysie de l'avant-bras consécutive à une injection d'éther dans le cours d'une varioloïde et où les phénomènes observés sont tout à fait comparables aux nôtres.

Il est à peu près inutile d'ajouter que si le cas dont nous venons de nous entretenir reconnaît bien pour cause l'injection sous-cutanée d'éther, la relation que nous vous en avons faite ne vise nullement la médication de la variole par ce procédé thérapeutique.

OBSERVATION VII

Mal perforant du pied, consécutif à une névrite sciatique produite par une injection interstitielle d'éther.

(Hôpital de la Pitié. Service de M. POLAILLON. — Observation recueillie par M. BARBIER, interne du service; communiquée à la Société de Médecine de Paris, le 22 mars 1884. Suite de l'observation communiquée à cette Société, par M. CHARPENTIER, le 10 novembre 1883.)

Le nommé L..., âgé de quarante et un ans, mécanicien, entre le 7 janvier 1884 dans le service de M. le Dr Polaillon, à l'hôpital de la Pitié, salle Broca, n° 4.

A son entrée, nous avons pu constater tous les caractères décrits chez lui par M. Charpentier, et qui sont la conséquence d'une névrite sciatique récente, manifestement produite par une injection interstitielle d'une seringue d'éther.

Nous constatons l'insensibilité aux différentes excitations de la peau de la partie inférieure et externe de la jambe et du dos du pied.

Le membre est atrophié, les muscles du mollet sont flasques, et le pied pendant ne reçoit aucun mouvement des muscles de la jambe paralysée.

Mais, laissons tout ce qui a trait aux caractères de la paralysie, pour ne nous occuper que d'un nouveau phénomène morbide, pour lequel le malade vient réclamer des soins.

A la suite et comme conséquence de sa paralysie, le malade, qui était mécanicien, a dû abandonner son métier, qui le forçait à se tenir debout toute la journée et à faire effort sur sa jambe. Il prend la profession de marchand aux halles conduisant une charrette à bras, et par cela même exposé aux refroidissements. Quelque temps après, il y a de cela six semaines, il s'aperçoit d'une petite ampoule de la grosseur d'un pois siégeant à la partie interne du talon droit, presque sur le bord interne du pied. Cette ampoule, survenue sans douleur réactionnelle, crève, et il en résulte à sa place une petite ulcération. Aucun phénomène douloureux n'attire l'attention du malade. L'ulcération gagne en profondeur et ses parois suppurent légérement. C'est cette suppuration seule qui l'amène à observer son pied.

A son entrée à l'hôpital, voici ce que nous constatons :

Il existe à la partie interne du talon droit une ulcération profonde en forme d'entonnoir et anfractueuse. Les bords, indurés, sont recouverts d'un bourrelet épidermique épais. Les parois et le fond sont rouges, bourgeonnants ; avec le stylet on arrive sur les os, au fond de la plaie ; cette exploration n'est pas douloureuse et l'on peut, au moyen d'une épingle, piquer fortement les parois ou le pourtour de l'ulcération, sans que le malade manifeste une douleur quelconque. En présence de ces caractères, l'hypothèse d'un mal perforant s'impose, et son origine purement nerveuse ne semble pas devoir être mise en doute. Il n'y a ni alcoolisme ni syphilis. Les artères accessibles au toucher ont été examinées avec le plus grand soin, et nulle part nous n'avons pu découvrir la moindre induration de leurs parois, qui eùt pu faire soupçonner notre malade d'athérome. Il est pur de toute constitution rhumatismale ou goutteuse.

En somme, cette observation nous a paru intéressante à rapporter, en ce qu'elle représente pour ainsi dire le côté expérimental dans l'histoire pathogénique du mal perforant, et qu'elle nous permet de suivre le développement de cette lésion, à la suite d'un traumatisme particulier d'un nerf périphérique, traumatisme ayant déterminé une névrite consécutive de ce nerf. Voilà un homme, jusque-là indemne de toute affection héréditaire ou acquise du système nerveux, qui, à la suite d'une injection d'éther profondément faite à la partie postérieure de la cuisse, est atteint subitement de névrite grave du sciatique, avec paralysie de la sensibilité et du mouvement, avec dégénérescence et atrophie consécutives des masses musculaires de la jambe. Eh bien ! chez cet homme, il se développe un mal perforant ; il y a là bien évidemment une relation étroite de cause à effet. Ce malade est dans les conditions d'un homme à qui on aurait expérimentalement sectionné le sciatique. Aussi est-ce à ce point de vue qu'il nous a semblé utile de rapporter cette observation comme un exemple de l'origine nerveuse de cette affection.

Le pied malade ne présentait aucun autre trouble trophique. Pas d'hypertrophie ni d'augmentation des poils ; pas de pigmentation de la peau. Les ongles des orteils sont normaux. Sous l'influence du repos auquel a été soumis le malade, la perte de substance s'est peu à peu comblée, et au commencement de mars il pouvait quitter l'hôpital, complètement guéri de ce côté.

Dans les derniers temps de son séjour à l'hôpital, le malade s'est beaucoup plaint d'éprouver des douleurs extrêmement vives dans toute la portion de la jambe paralysée. Il a été soumis aux injections sous-cutanées de morphine. Quoi qu'il en soit, sa paralysie semble être en voie d'amélioration. Les zones d'anesthésie ont reculé vers la partie inférieure du membre ; de légers mouvements ont réapparu dans le domaine des extenseurs de l'orteil et dans celui du jambier intérieur ; et le malade revient tous les jours se faire électriser méthodiquement.

Un dernier point sur lequel on pourrait attirer, je crois, l'attention, c'est que les cas de paralysies consécutives aux injections d'éther commencent à se multiplier, et qu'on ne saurait, par conséquent, abandonner à des mains inexpérimentées le soin de pratiquer des injections qui peuvent être dangereuses, du moins au point de vue *purement fonctionnel* qui nous occupe.

OBSERVATION VIII

(Inédite).

Un soldat est atteint de fièvre typhoïde grave à l'hôpital militaire de Khereddine (Tunisie, 1882). Pendant la convalescence on note chez lui des fausses membranes sur le pharynx, les amygdales, la face interne des joues. Le malade étant très affaibli, on lui fait une injection d'éther (1^{cc}) à la face externe de la cuisse droite, vers le milieu du membre et dans le tissu cellulaire sous-cutané. Quelques jours après, le malade se plaint d'avoir la jambe et le pied correspondants continuellement froids et de ne pouvoir pas remuer la jambe. La sensibilité et le mouvement ne furent pas autrement explorés. Le soldat guérit de sa diphtérie, mais d'autres complications (vastes abcès à la région postéro-externe de la cuisse droite, au creux poplité droit) enlevèrent le malade environ trois mois après la guérison de la fièvre typhoïde. L'autopsie ne fut pas faite.

Des observations précédentes il résulte ce fait, que les paralysies observées chez l'homme ressemblent de point en point à celles observées chez les animaux. Elles cèdent toutes ou du moins elles s'améliorent sous l'influence d'un traitement unique (courants continus). Quant à leurs caractères, ils sont, on peut le dire, absolument semblables. La paralysie dans les deux cas est instantanée. L'anesthésie revêt les mêmes formes de variabilité. La douleur est absolument la même dans les deux cas,

3

c'est-à-dire très vive au moment de l'injection. Nous n'avons pas laissé vivre la plupart de nos animaux assez longtemps après les injections, car nous aurions certai nement trouvé des troubles trophiques analogues à ceux signalés dans les observations précédentes. Cependant chez un, au bout de dix jours (expérience 7) nous avons noté une petite eschare.

Il y a donc là une similitude d'effets consécutifs à la même cause : injection d'éther. Il ne nous restait plus, pour confirmer cette ressemblance, qu'à trouver chez l'homme des lésions nerveuses semblables à celles décrites chez les animaux. Cette pensée nous a donc conduit naturellement à faire ces recherches, que nous reproduisons textuellement dans le chapitre III.

CHAPITRE III

_____

Etude anatomo-pathologique des lésions nerveuses consécutives aux injections d'éther, chez l'homme.

Dans ce chapitre, nous allons donner les trois obser-vations que nous avons pu recueillir chez l'homme ; elles nous ont permis de voir que les lésions histologiques ressemblaient de point en point aux lésions observées chez les animaux. Nous n'avons pas pu en recueillir davantage, on comprend pourquoi. Mais les résultats que nous a donnés l'examen microscopique, nous permettent de supposer qu'il doit presque toujours y avoir des lésions consécutives aux injections d'éther. Nous aurions désiré faire des injections d'un quart seulement de centi-mètre cube, mais l'occasion ne s'est pas présentée. Nous le regrettons, car cela aurait pu nous servir dans nos conclusions.

OBSERVATION IX

(Service de M. le professeur PITRES.)

9 octobre 1884. Salle 16, lit n° 9. — Lataste, Bernard, quarante-neuf ans ; tuberculose très avancée avec fièvre presque continue ; pronostic fatal.

L'exploration de la force au dynamomètre donne :

M. S. G..................? 21

M. S. D................. 20

Vers dix heures du matin, on fait à ce malade une injection sous-cutanée d'éther (un centimètre cube) à trois travers de doigt au-dessous de l'épicondyle droit. Quoique l'injection soit poussée très lentement, il se forme une boule emphysémateuse qui ne disparaît qu'au bout

d'un quart d'heure environ. Le malade n'a pas manifesté trop de douleur. Cinq minutes après l'injection, l'exploration de la force donne :

M. S. G.................. 20
M. S. D.................. 18

L'exploration de la sensibilité dénote une plaque d'anesthésie limitée
au niveau du point injecté et égale à la valeur d'une pièce de 2 francs.

10 octobre. M. S. G.................. 16
M. S. D 19

L'anesthésie a augmenté, mais très peu.

11 octobre. M. S. G.................. 18
M. S. D.................. 19

L'anesthésie occupe à peu près la même étendue qu'hier.

12 octobre. M. S. G.................. 13
M. S. D.................. 22

Le malade est tellement affaibli que ces résultats donnés par le
dynamomètre ne paraissent pas avoir de grande valeur. Vu l'état de
torpeur du sujet, on ne peut limiter exactement le siège de l'anesthésie,
qui semble cependant occuper une plus grande étendue que précédemment.

13 octobre. Mort.

14 octobre. *Autopsie.* — On ne trouve pas la trace de la piqûre sur la
peau, mais quand, après avoir disséqué, on arrive sous la peau, on trouve
une plaque rouge grande comme une pièce de 5 francs. Le tissu cellulaire environnant est œdématié ; les nerfs qui environnent la plaque
paraissent intacts ; mais un filet du brachial cutané interne qui la
traverse est rouge ; son névrilème est enflammé.

On recueille tous ces nerfs que l'on traite par l'acide osmique.

Examen histologique. — Un grand nombre de tubes nerveux sont
sains. Mais on trouve aussi plusieurs fibres manifestement altérées :
segmentation de la myéline en boules, disparition complète ou presque
complète de la myéline dans des segments interannulaires. Souvent
les segments qui sont situés en deçà et en delà de ces derniers points
ne présentent que de la simple segmentation de la myéline ou même
paraissent presque sains. D'autres fois au contraire la lésion se poursuit
avec la même intensité sur un grand nombre de segments. Un très grand
nombre de gaines sont vides. Enfin il est à noter que sur plusieurs
points le tissu conjonctif du filet nerveux contient une grande quantité
de graisse.

Observation X

8 octobre 1884. Salle 7, lit n° 21. — Thérèse H..., cinquante-cinq
ans ; tuberculose avancée.

Force au dynamomètre :

M. S. G.................. 9

M. S. D.................. 11

Sensibilité normale.

On fait à cette malade une injection sous-cutanée d'éther (1^{cc}) sur la partie externe (tiers moyen) de l'avant bras gauche. Pas de formation de boule emphysémateuse, mais formation d'une plaque rouge. Sensibilité normale, sauf au niveau de la plaque.

9 octobre. La malade prétend avoir eu l'avant-bras tout rouge, peu de temps après l'injection (environ une heure après) ; elle a éprouvé une sensation de froid, des fourmillements, selon son expression ; elle ne sentait plus son membre supérieur gauche, quoique les mouvements fussent normaux. Ces phénomènes ont duré jusqu'au matin du 9 octobre.

Au niveau de l'injection on retrouve la même plaque, mais moins rouge que précédemment. La piqûre sur ce point est indolore. L'anesthésie est limitée à un ou deux muscles.

10 octobre. L'anesthésie paraît descendre. Quoique la malade donne de très mauvais renseignements, on voit qu'à partir du point injecté jusqu'à la paume de la main inclusivement, l'anesthésie existe. La partie externe et postérieure de l'avant-bras, ainsi que les doigts, sont indemnes. Rien d'anormal sur la partie située au-dessus du point injecté, sinon quelques points par ci par là insensibles.

11 octobre. L'exploration de la force ne donne que des variations insignifiantes.

L'anesthésie a gagné la partie externe et postérieure de l'avant-bras. Le dos de la main et les doigts sont sains. Les points signalés plus haut deviennent plus nombreux.

12 octobre. Quelques muscles du bras sont insensibles. La malade étant très affaiblie et donnant de mauvais renseignements, on ne peut limiter exactement l'anesthésie.

13, 14, 15 octobre. Mêmes remarques.

Du 15 octobre au 3 novembre, l'état général de la malade n'ayant fait qu'empirer, on n'a pu explorer la sensibilité du membre injecté.

3 novembre. La malade est plongée dans un coma absolu ; on lui fait, pour la ranimer, une injection d'un demi centimètre cube d'éther au tiers supérieur de l'avant-bras droit. Vu l'état de la malade, il est impossible d'explorer la sensibilité.

4 novembre. Mort.

5 novembre. *Autopsie. — Avant bras gauche.* En détachant la peau on découvre une large plaque où le tissu cellulo-graisseux sous-cutané est altéré, épaissi, infiltré de sang. Cette plaque s'étend sous forme d'une bande allongée le long du bord radial, d'une largeur de 2 1/2 à

3 centimètres environ, d'une longueur de 7 à 8 centimètres; elle ne dépasse pas la ligne médiane de l'avant-bras. Les filets du brachial cutané interne s'arrêtent à sa limite, mais la branche superficielle du nerf radial plonge complètement dans le tissu enflammé au milieu duquel sa dissection est très difficile. A l'extrémité inférieure de la plaque enflammée, les filets nerveux émergent avec leur aspect tout à fait normal en se dirigeant vers la main. Mais, au niveau même de la plaque, le nerf est rouge et fortement adhérent au tissu enflammé avec lequel il se confond presque. La plaque phlegmoneuse ne dépasse pas en profondeur l'aponévrose d'enveloppe du membre et les muscles fléchisseurs apparaissent avec leur aspect macroscopique tout à fait normal. Il en est de même du tissu cellulaire interstitiel moyen. Le médian a son aspect tout à fait normal.

Avant-bras droit. En disséquant la peau on trouve, au niveau du bord cubital et à la partie supérieure, une plaque de 10 centimètres de long environ et de 2 ou 3 centimètres de large, dans laquelle le tissu cellulaire est rouge, injecté, et que traverse, sans contracter du reste aucune adhérence, le brachial cutané interne. La plaque est très superficielle et ne dépasse pas l'aponévrose.

Examen histologique. L'examen nous montre des lésions très avancées de la myéline : nous ne les décrivons pas, car nous donnons (voir planche, *fig. 6 et 7*) des modèles des préparations que nous avons faites.

OBSERVATION XI

Atries, Jean, trente-cinq ans, garçon d'hôtel, atteint de tuberculose très avancée, avec fièvre continue. Service de M. le professeur Pitres, salle 16, lit 26.

3 novembre. Ce malade étant très abattu, on lui fait une injection d'un centimètre cube d'éther au niveau du tiers supérieur de l'avant-bras gauche. Cette injection est suivie immédiatement, au dire du malade, d'un bien-être général; elle lui a paru très peu douloureuse et la respiration lui est devenue plus facile.

La piqûre, au niveau de l'injection, est très douloureuse; cette hyperesthésie dure environ cinq minutes, au bout desquelles elle disparaît pour faire place à de l'anesthésie peu intense.

Vu l'état d'affaiblissement du malade, on n'a pu explorer la sensibilité. Le mouvement paraît normal, et le malade remue très bien ses doigts.

Notre sujet étant dans le coma le plus profond, on lui fait une injection de un demi-centimètre cube d'éther au niveau du tiers supérieur de l'avant-bras droit. Impossibilité d'examiner la sensibilité.

Le 5, mort; le 6, *autopsie*.

Avant-bras gauche. A la dissection de la peau on ne trouve pas d'autre lésion qu'une toute petite infiltration de sang dans le tissu cellulaire sous-cutané, de la dimension à peine d'une pièce de 20 centimes. Cette plaque se trouve au niveau de la piqûre et ne s'accompagne d'aucun gonflement. On remarque une petite veine, à peine du volume d'une aiguille à coudre, qui traverse la partie moyenne de cette plaque. A ce niveau elle est manifestement distendue par un petit caillot sanguin qui s'arrête à la partie supérieure de la plaque et au-dessus duquel la veine est vide; ce même caillot s'arrête à la partie inférieure de la plaque, mais au-dessous la veine contient un peu de sang. Cet aspect semble indiquer que la veine a été lésée au point où existe le coagulum, et que peut-être l'injection a directement pénétré dans son calibre, ce qui expliquerait l'absence complète de toute lésion locale.

Avant-bras droit. Rien d'apparent à la surface externe de la peau; celle-ci, une fois décollée, on trouve une plaque sanguine de dimension à peu près égale à celle d'une pièce de 5 francs, occupant le tissu cellulaire sous-cutané profond et n'intéressant pas le tissu cellulaire sous-cutané proprement dit. Le brachial cutané interne, et presque tous ses filets passent en dehors de la plaque, et paraissent sains. On prend le petit filet qui traverse le centre de la plaque et qui, à ce niveau, est fortement injecté.

Examen histologique. Cet examen ne nous a rien révélé: on dirait bien qu'il y a un commencement de lésion de la myéline; mais la lésion est réellement si peu apparente que nous ne pouvons pas affirmer qu'elle existe.

L'examen histologique a donc confirmé pleinement l'idée que nous avions émise, d'une similitude parfaite entre les résultats donnés par l'expérimentation et ceux fournis par la clinique. Les observations que nous avons recueillies sont peu nombreuses, mais elles sont probantes. Nous espérons qu'elles seront plus nombreuses à l'avenir et qu'elles viendront confirmer les résultats que nous donnons.

Les effets consécutifs aux injections d'éther étant les mêmes chez l'homme que chez l'animal, il était tout naturel d'appliquer au premier le traitement que nous avons appliqué au second, ce qui nous conduit naturellement à parler de ce traitement.

CONCLUSIONS THÉRAPEUTIQUES.

———

D'après nos expériences et les observations que nous avons recueillies, on voit que les injections d'éther sont loin d'être inoffensives au point de vue des névrites.

Nous blâmons donc complètement le procédé qui consiste à faire pénétrer les injections dans la profondeur des muscles. Comme nous ne pouvons proscrire même les injections sous-cutanées qui. nous sommes le premier à le reconnaître, rendent de réels services, nous sommes d'avis de n'injecter chaque fois que un quart ou un demi-centimètre cube d'éther ; et comme, en opérant ainsi (expérience 13), nous n'avons eu aucun accident à un quart de centimètre cube et des accidents très passagers à un demi-centimètre cube chez le lapin, il est probable qu'il doit en être de même chez l'homme.

Quant au choix du lieu de l'injection, nous sommes de l'avis de M. Barth lorsqu'il conseille de pratiquer celle-ci au tronc. Les parties latérales du tronc doivent être seules le lieu d'élection, car on évitera ainsi les accidents que nous avons signalés, et dans le cas même où un nerf intercostal serait lésé, cette lésion ne nuirait en rien à la santé du sujet.

Quoi qu'il en soit, nous croyons prudent de faire des injections successives et éloignées les unes des autres. La quantité d'éther ne doit pas dépasser chaque fois un quart de centimètre cube.

A ces conditions seulement, on évitera tout accident de nature à effrayer le praticien et à altérer la santé du malade.

Dans le cas où. malheureusement, il se produirait des paralysies, il faut traiter de suite les malades par les courants continus. On voit, d'après nos expériences, les heureux résultats que nous a donnés ce traitement, notamment dans [la 11e expérience, où nous avons pu constater un commencement de régénération des tubes nerveux.

INDEX BIBLIOGRAPHIQUE

ARNOZAN. *Paralysies consécutives à des injections d'éther* (*Journal de Médecine de Bordeaux*, 25 juin 1882).

ARNOZAN et SALVAT. *Paralysie du petit doigt gauche consécutive à une injection d'éther* (*Journal de Médecine de Bordeaux*, 2 mars 1884).

BARTH. *De l'utilité des injections sous-cutanées d'éther dans la pneumonie adynamique* (*Gaz. hebd.*, décembre 1881).

BARBIER. *Union Médicale*, mai 1884.

BUCQUET. *Du traitement de la variole par la médication éthérée-opiacée* (Thèse, Paris, 1883).

CHARPENTIER. *Union Médicale*, 12 mars 1884.

LETULLE. *Bull. Société clinique de Paris*, 16 janvier 1879

Z. OUOUNKOFF. *Du rôle physiologique de l'éther sulfurique; de son emploi en injections sous cutanées comme médicament excito-stimulant* (Thèse, Paris, 1877).

RANVIER. *Leçons sur l'histologie du système nerveux.* Paris, 1878.

SERRES *Sur l'action de l'éther sur le système nerveux* (*Bull. Acad. des Sciences*, 1877).

EXPLICATION DES FIGURES

FIG. 1.   Nerf du membre antérieur gauche d'un lapin, sacrifié vingt quatre heures après une injection profonde d'éther dans ce membre. *(Expérience n° 14.)*

FIG. 2. et 3. — Nerfs du membre postérieur gauche du même lapin. L'injection avait eu lieu quatre jours avant la mort. *(Expérience n° 14.)*

FIG. 4. — Sciatique gauche d'un cobaye. Instillation d'éther sur le nerf pendant une demi heure. *(Expérience n° 2.)*

FIG. 5.   Sciatique gauche d'un cobaye dans la patte duquel on avait injecté profondément un demi-centimètre cube d'éther, six jours avant la mort. *(Expérience n° 10.)*

FIG. 6. — Nerf brachial cutané interne gauche d'une femme traitée par une injection hypodermique d'éther (1ᶜᶜ). *(Observation X.)*

FIG. 7.   Nerf brachial cutané droit du même sujet. On avait injecté un demi-centimètre cube sur l'avant bras droit la veille de la mort.

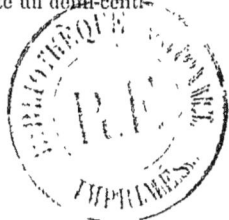

Bordeaux. — Imp. GOUNOUILHOU, rue Guiraude, 11.

Fig. I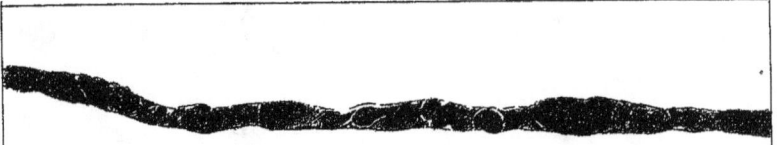

Fig. II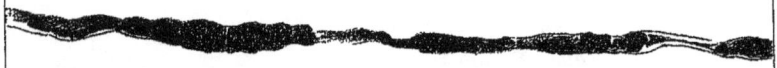

Fig. III

Fig. IV

Fig. V

Fig. VI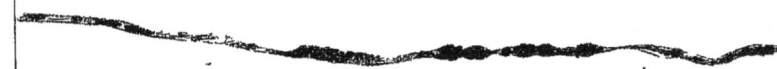

Fig. VII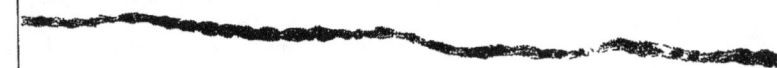

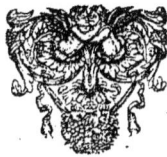

www.ingramcontent.com/pod-product-compliance
Lightning Source LLC
Chambersburg PA
CBHW050521210326
41520CB00012B/2391